L'Art des Rêves dans la Tradition Tibétaine

Tous droits réservés. Aucune partie de ce livre ne peut être reproduite sous quelque forme que ce soit sans l'accord de l'auteur.

Première édition en anglais par Dr Tam Nguyen: The Tibetan Art of Dream in Sowa Rigpa par Dr Nida Chenagtsang- 2010 © IATTM 2010

Première traduction française par Elise Mandine: octobre 2013.

Dépôt légal : Novembre 2013

ISBN: 9782322035274

Couverture réalisée par Alessandro Petrini

Image des canaux © IATTM

© 2010 Dr Nida Chenagtsang pour la version originale

© 2013 Elise Mandine pour la traduction en français

© 2014 A-MTT France pour la présente édition

Marc Adam pour la relecture et correction

Édition : BoD™ - Books on Demand, 12/14 rond-point des Champs Elysées, 75008 Paris, France. Imprimé par BoD™ - Books on Demand GmbH, Norderstedt, Allemagne.

L'Art des Rêves dans la Tradition Tibétaine

Dr. Nida Chenagtsang

Un voyage au delà de l'espace et du temps

MIXTE
Papier issu de sources responsables
Paper from responsible sources
FSC® C105338

Table des matières

INTRODUCTION AU CONTEXTE HISTORIQUE	9
PARLONS DE REVES	10
SOWA RIGPA, LA MEDECINE TIBETAINE	12
UN ETAT D'EQUILIBRE	13
LES CAUSES DU DESEQUILIBRE	14
METHODES DE DIAGNOSTIC	15
METHODES THERAPEUTIQUES	16
L'IMPORTANCE DU SOMMEIL	18
1 L'INTERET D'UN BON SOMMEIL	18
2 LES DESORDRES DU SOMMEIL	19
2.1 CAUSES	19
2.2 SYMPTOMES	20
2.3 TRAITEMENT	20
L'ORIGINE DES REVES	22
1. LE REVE QU'EST-CE QUE C'EST ?	22
2. FONCTION DU REVE	23
2.1 VERIFICATION DE L'ETAT DE SANTE	25
3. CE QUI ENTRE DANS LA COMPOSITION DES REVES	26
3.1 RLUNG	26
3.2 CONSCIENCE	39

| 3.3 | ཪྩ་འཁོར་ *(RTSA 'KHOR)*: CANAUX ET CHAKRAS | 41 |
| 3.4 | CHAKRAS | 52 |

MANIFESTATION & TYPES DE REVES — 63

1	REVES ET SCIENCE	63
2	CHEMIN DE MANIFESTATION	65
3	EXPERIENCE DE REVE	69
3.1	LES PERCEPTIONS DANS LE REVE	70
3.2	TEMPORALITÉ ET RÊVE	71
3.3.	LES REVES SELON L'ENERGIE ET LA TYPOLOGIE	84

REVES PATHOLOGIQUES — 87

1	LES INDICATEURS DE SANTE ET LA POSITION POUR DORMIR	87
2	DESEQUILIBRES PHYSIQUES	88
2.1	LES ORGANES ET LEURS LIENS AVEC LES REVES	88
2.2	RELATION ENTRE LES SAISONS ET LES ORGANES	89
3	DESEQUILIBRES ENERGETIQUES	91
3.1	ENERGIE « BLA »	91
3.2	LE CHEMIN DU « BLA »	93
3.3	RLUNG ET REVES	95
4	DESEQUILIBRES EMOTIONNELS	97
4.1	NŒUDS	97
4.2	AVERTISSEMENTS	99

INTERPRETATION DES REVES — 101

1	DIVISION DES REVES	101
2	SYMBOLES - LANGAGE DES REVES	102
3	L'ANALYSE DES REVES	105
4	LISTE DE CONTROLE POUR L'ANALYSE DES REVES	107

L'ANALYSE DES REVES — 109

LE TRAVAIL DU REVE — 112
1. TRAVAIL THERAPEUTIQUE EN GROUPE — 113
2. TRAVAIL THERAPEUTIQUE INDIVIDUEL — 114
3. TRAVAIL SUR LES REVES POUR LIBERER LES EMOTIONS PERTURBATRICES — 115

PRATIQUE DU REVE — 117
1. METHODES DE LA PRATIQUE DU REVE — 117
2. PRATIQUE DU CRISTAL — 119

YOGA DES REVES — 121
1. TEXTE ORIGINAL SUR LE YOGA DES REVES, EXTRAIT DU YUTHOK NYINGTHIG — 122
2. PREPARATION DE LA PRATIQUE — 125
3. LA PRATIQUE DU YOGA DES REVES — 126
4. LES QUATRE PROCESSUS DE LA PRATIQUE DU YOGA DES REVES — 129
5. LES 5 SAGESSES PRIMORDIALES — 134
6. PRATIQUE DE CREATION — 137

SIGNIFICATION DES REVES — 140

LES REVES SELON LA TYPOLOGIE — 142

LISTE DES SYMBOLES PAR ORDRE ALPHABETIQUE — 145

EXEMPLES DE REVES — 157

Introduction au contexte historique

La culture tibétaine explique les rêves de diverses manières ; on peut les analyser soit d'un point de vue spirituel, soit d'un point de vue médical, soit enfin d'un point de vue ordinaire. Dans tous les cas, le rêve est considéré comme une source d'information très utile quel que soit le point de vue adopté. La médecine tibétaine traditionnelle, vieille de 4 000 ans, partage ses racines avec celles de la tradition indigène tibétaine Bœn (Bonpo). C'est donc une des plus anciennes traditions médicales au monde. Les premières explications écrites concernant les rêves proviennent du Ye Monpei Milam (ཡེ་རྗེ་སྨོན་པའི་རྨི་ལམ་), un texte tibétain appartenant à la tradition Bœn. De plus, le premier texte médical tibétain, le Bum Shi (འབུམ་བཞི་) appartient également à la tradition des Bonpos. Dans ce texte, il est également question des rêves, leur interprétation symbolique et les différentes catégories de rêves.

C'est au 7ième siècle que le Bouddhisme a commencé à se diffuser au Tibet grâce au grand maître tantrique indien Padmasambhava, appelé par les tibétains « Gourou Rinpoché ».

Padmasambhava a également importé les théories bouddhistes sur l'analyse des rêves et à partir de là, les praticiens tibétains ont recommencé à produire des textes sur les rêves et leur analyse.

Entre la fin du 7ième siècle et le début du 8ième et jusqu'12ième, il y eut 2 théories principales sur les rêves :

1- une approche qui vient de la tradition Bœn, et que l'on retrouve dans le *Gyud Shi*[1], les Quatre Tantras de la Médecine.
2- une approche selon le Bouddhisme, dans le *Yuthok Nyingthig*[2] écrit au 12ième siècle. Ce texte traite de la médecine traditionnelle tibétaine et de la pratique du Yoga des rêves du point de vue du Bouddhisme.

Puis il y eut plusieurs autres maîtres et médecins spécialisés dans l'analyse des rêves. Les deux plus célèbres étant : Mepo Shal Lung (མེས་པོའི་ཞལ་ལུང་), au 15ième

---

[1] tib. *rGyud-bZhi*
[2] tib. *gYuthog snying thig*

siècle et Vaidurya Ngonpo au 16ième siècle. Ces deux textes donnent des explications très détaillées sur les rêves du point de vue de la Médecine Traditionnelle Tibétaine (MTT).

Au cours du 16ème siècle, le célèbre Desi Sangye Gyamtso, un des principaux disciples du Cinquième Dalaï Lama fut prié de réaliser une série de *thangkas* sur l'étude des rêves dans le style de sa lignée. En ce temps là, les peintres tibétains représentaient les divers aspects des rêves ainsi que leurs symboles jusque dans leurs manifestations à l'intérieur du rêve.

Avec le temps, les médecins tibétains ont créé plusieurs systèmes d'études médicales incluant l'étude de l'analyse des rêves. Les *gtertons*, les « découvreurs de trésors cachés » pouvaient même localiser les trésors ou « enseignements cachés » (*gterma*) grâce à leurs rêves. Ces *gtertons* ont créé une pratique du rêve spécifique.

Aujourd'hui encore, les médecins tibétains utilisent les rêves lors de l'analyse des maladies, en reliant le problème physique à l'état mental du patient. Donc, les rêves continuent à jouer un rôle important dans l'analyse et le diagnostic selon la Médecine Tibétaine. Mais bien sûr, si nous ne comprenons pas la signification de nos rêves, si nous ne comprenons pas ce qu'ils sont, ni comment réaliser la pratique du rêve, il est difficile de donner un sens à cette étude des rêves. C'est pour cela que les médecins tibétains ont créé une série de pratiques spécifiques pour arriver à se rappeler des rêves et à les interpréter.

Les 19ème et 20ème siècles connurent plusieurs médecins tibétains très habiles dans l'analyse des rêves, dont Ju Mi Pham Namgyal Tso et Tagla Norbu, qui ont compilé toutes les études sur les rêves sous forme d'un seul système permettant de suivre la pratique du rêve et celle de la médecine de façon claire, brève et précise.

La médecine tibétaine et l'étude de l'analyse des rêves sont des savoirs qui se transmettent aujourd'hui suivant une longue lignée ininterrompue de maîtres vénérés.

Parlons 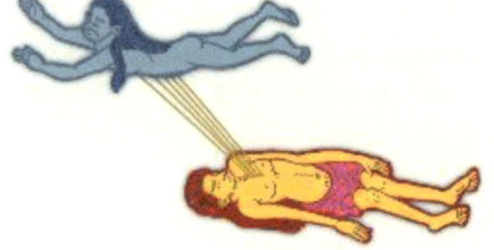 **de rêves**

Sowa Rigpa, la Médecine tibétaine

Sowa rigpa[3] est « la science de la guérison » au Tibet. C'est un terme qui peut être interprété de deux façons : « science de la guérison » ou bien « nourriture de la conscience ».

« Science de la guérison » se réfère principalement à l'équilibre relatif : atteindre l'équilibre relatif qui concerne les causes et les effets.

« Nourriture de la conscience (d'éveil) » se réfère à l'équilibre absolu : l'état parfait qui se situe au-delà du cycle des causes et des effets. Cet état peut être atteint uniquement au plus profond d'une tradition spirituelle.

Beaucoup de principes et concepts de la culture et du système médical tibétain s'inspirent de l'observation de la nature, des arbres, des plantes et du comportement des animaux sauvages. Cette connaissance est utile pour maintenir l'homéostasie du corps, pour reconnaître les types d'énergies qui influencent le corps et les comportements pour conserver la bonne santé. Les résultats de telles observations et les concepts qui en dérivent ont été comparés, compilés et appliqués aux êtres humains.

La médecine tibétaine, médecine naturelle basée sur l'observation de la nature, en utilise également les symboles pour en simplifier l'étude ; par exemple, l'utilisation de l'image de l'arbre. Le système complet de la MTT se traduit en 99 « arbres de connaissance ». Cette « forêt » est une forme ancienne de système d'étude dans laquelle l'arbre ne représente pas seulement une analogie avec la forme humaine mais aussi un guide de l'intellect au sein de l'enseignement médical (aujourd'hui, l'idée est reprise sous certains aspects par les systèmes des mind-map, ou « cartes mentales »). L'arbre devient vraiment une carte mentale de tous les aspects de la médecine tibétaine.

Ces 99 arbres de la médecine tibétaine sont étudiés l'un après l'autre. Traditionnellement, les études médicales durent 12 ans si on veut couvrir tous les principes théoriques et les exercices pratiques. Cependant, les études modernes dispensées

---

[3] tib. *gso ba rig pa*

au Tibet et en Inde mettent l'accent sur le savoir théorique et durent seulement 5 ans.

Un état d'équilibre

Le premier arbre décrit la condition générale ou l'état d'une personne en général. Il a 2 troncs. Le premier tronc décrit la personne dans son état de bonne santé c'est à dire dans un état où son esprit, son corps et son énergie sont en équilibre. Un être humain a besoin d'un certain équilibre dans son énergie. Cette énergie est un « pont » entre le corps et l'esprit. Si cette énergie entre en déséquilibre, alors le corps et l'esprit connaissent eux aussi des déséquilibres dont la conséquence est la maladie. D'un autre point de vue, un bon équilibre donne un corps en bonne santé, une quantité importante d'énergie vitale et un esprit stable et heureux. Le terme *énergie* se réfère à une puissance dynamique considérée comme la source de toutes les existences. Dans le corps, il s'agit du principe psychophysique de l'énergie vitale. Cette énergie naît des 5 éléments : espace, vent, feu, eau et terre. Dans la médecine tibétaine, ces éléments sont parfois cités tous les 5, parfois seulement 4, omettant de mentionner l'élément espace parce qu'il est pré-existant aux quatre autres. Il est la forme dans laquelle on trouve les 4 autres. Sans espace, la terre, l'eau, le feu et le vent ne pourraient pas exister. La nature de l'espace est le vide ; cette vacuité est le potentiel qui donne naissance à tous les phénomènes. La nature du vent, c'est le mouvement, la croissance et le développement. Le feu a la nature de la célérité et de la chaleur et par conséquent, de la maturation. L'eau a le caractère de la fluidité et de la cohésion. Enfin, la terre représente la consistance et la stabilité. Ces quatre éléments peuvent être réduits à 3 énergies ou 3 qualités. La première énergie est le vent qui est directement lié à l'élément vent. La seconde énergie est la bile qui découle de l'élément feu. Et la troisième énergie est la phlegme qui découle de l'association des éléments eau et terre. Ces 3 qualités peuvent être encore réduites à deux natures essentielles : chaud et froid. Le vent et la phlegme sont froids et la bile est chaude. Ces 3 énergies dérivées des 5 éléments sont connues sous le nom de « humeurs » en français ou *nyes pa*[4] en tibétain. Ce sont des énergies internes et elles ont des aspects différents qui remplissent diverses fonctions :

---

[4] tib. *nyes pa* c'est à dire « défaut »

1- *fonctions du vent (rLung), découlant des éléments espace et vent.*
Energie reliée au mouvement et à l'activité. Régule la parole et les pensées ; contrôle le système nerveux, la respiration et les excrétions. Les régions du corps reliées au vent sont : la tête, le cou, les épaules, la poitrine, le cœur, le haut de l'abdomen, les coudes, le gros intestin, le pelvis, les poignets, le bas-ventre, les hanches, les genoux et les chevilles.

2- *les fonctions de la bile (mkhris pa) créées par l'élément feu.*
Energie reliée à la chaleur, régule la température du corps. Ses fonctions : digestion, absorption des nutriments, fonction catabolique, ressenti de la faim et de la soif, courage, motivation et sens de la vue.

3- *les fonctions de phlegme (bad kan) : créées par les éléments terre et eau.*
Energie de nature froide. Fonction de cohésion dans le corps, reliée aux fluides, à la structure du corps, fonctions anaboliques, sommeil, patience, tolérance.

Les causes du déséquilibre

L'analyse des énergies et de leur état d'équilibre se retrouve sur le premier tronc et représente un être humain en bonne santé. Le deuxième tronc de ce premier arbre décrit les causes et les différents types de déséquilibres.

Toutes les maladies sont les effets de comportements inadaptés ou incorrects. Un karma positif apporte un équilibre parfait ou une bonne santé et un karma négatif génère des déséquilibres ou des maladies.

Selon la MTT, les causes des maladies se divisent en 2 catégories : les causes primaires et les causes secondaires :

- les causes primaires naissent des états émotionnels négatifs et destructeurs tels que la colère, l'agression, la haine, l'envie, le désir ou attachement malsain et l'ignorance.
- les causes secondaires sont des facteurs persistants et répétitifs tels que : une alimentation déséquilibrée, un style de vie incorrect, des conditions climatiques agressives et les "provocations".

Dans les causes secondaires, les facteurs prédominants sont : l'alimentation et le style de vie (comportement). Regardez les causes des décès liés aux maladies cardio-vasculaires. Ces maladies sont en priorité dues à l'alimentation et au comportement, cependant, lorsqu'on en est conscient, on peut rétablir un état de bonne santé.

C'est à dire qu'être conscient, attentif à son comportement, cela signifie faire attention à tout : la quantité de sommeil dont on bénéficie, le rythme de vie au quotidien, les heures des repas, le travail, les temps de repos, etc.

De même, lorsqu'on porte son attention sur l'alimentation, cela signifie tous les facteurs liés à la nutrition : le type d'aliment, la qualité de ces aliments, les heures des repas, la quantité, le déroulement du repas, etc. Selon la tradition bouddhiste, « notre libération est entre nos mains ». La MTT adopte la même approche au sujet de la santé : la santé est entre nos mains (autrement dit, elle est à la portée de tous).

Le climat, « le temps qu'il fait » est la cause secondaire qui est reliée aux rythmes et aux fluctuations de l'environnement. La lumière et le climat ont une influence sur les humains. Certaines combinaisons d'éléments sont présentes dans les saisons, se répercutant dans les énergies du corps, les coutumes culinaires et le comportement.

La quatrième cause secondaire des maladies est la "provocation". Traditionnellement, quand on parle de provocation, on parle d'esprit invisible qui envoie une énergie négative, ayant une influence sur les gens, engendrant des maladies. L'idée principale de la provocation est que notre environnement est rempli d'êtres invisibles qui ont une influence sur le monde humain. Ce concept fait référence à la relation de l'homme avec la nature. Quand on n'a pas une belle et harmonieuse relation avec la nature et les animaux, ou quand on détruit la nature, on crée quelque chose de négatif. Par exemple, très simplement: la pollution de l'air et de l'eau. La conséquence directe de cette pollution est la présence de nombreux problèmes de santé chez les habitants. En ce qui concerne les esprits, on dit que la Nature est leur royaume et qu'il faut donc entretenir une relation harmonieuse avec cette Nature.

Méthodes de Diagnostic

Le deuxième arbre est celui du diagnostic. Il comporte 3 troncs.

1) Inspection - l'observation.

Le comportement du patient et son apparence, sont examinés avec attention et précision. Ensuite, le premier diagnostic est donné par l'observation de l'urine qu'on appelle « analyse d'urine ». On observe la couleur, l'odeur, la vapeur, les bulles, les sédiments, la pellicule à la surface.

2) Palpations - le diagnostic par le toucher

Ici, on touche les pouls du patient et on les interprète. On différencie le pouls de la typologie du patient et le pouls de sa pathologie. Les médecins tibétains se retirent pour réciter des mantras spéciaux pendant une semaine ou même un mois pour améliorer la finesse de leur analyse des pouls. Cette méthode de perfectionnement dans la lecture du pouls n'est pas mentionnée dans le *Gyu Shi* (les Quatre Tantras de la Médecine) mais uniquement dans le *Yuthok Nyingthig*. C'est une pratique secrète et de ce fait, elle est peu connue.

3) Anamnèse - l'histoire médicale du patient

Le patient nous répond sur les questions concernant le style de vie, l'alimentation habituelle, ses états émotionnels et son état de santé physique, etc.

Méthodes thérapeutiques

Le troisième arbre est celui du traitement. Dans la MTT, les traitements se divisent en 4 catégories fondamentales :

1) Le régime alimentaire thérapeutique, la meilleure forme de traitement.
2) Des modifications dans le comportement (dans la journée, au moment de dormir, au niveau des attractions et répulsions, etc.)
3) Les médications : la pharmacopée tibétaine utilise des plantes, des minéraux, et des substances animales en petites quantités.
4) Application des thérapies externes : les premières thérapies externes sont le massage, l'acupuncture, la moxibustion et les ventouses. Les suivantes sont : les bains médicinaux, les saignées, les compresses, les bâtons thérapeutiques (*yuk chö*[5]) et le horme (la moxibustion mongole).

---

[5] tib. *dbyug bcos*

Selon la tradition des *gter ma*, la Mantra-thérapie est le cinquième tronc. La Mantra Thérapie peut être utilisée séparément, comme un traitement à part entière où il peut être combiné avec chacune des thérapies mentionnées précédemment afin d'en augmenter les effets. Lorsqu'on utilise la Mantra Thérapie en association avec l'alimentation, les mantras peuvent servir à donner un pouvoir thérapeutique aux aliments, ou bien décontaminer des aliments toxiques. Dans la maison, les mantras peuvent aider à créer un espace de vie plus confortable, améliorer la communication, augmenter la productivité au travail, etc. Les mantras écrits peuvent être portés sous forme d'amulettes afin de nous protéger d'accidents, de blessures ou pour repousser les provocations induites par les esprits.

Les mantras peuvent être associés aux médications à base de plantes afin d'augmenter leurs effets ; en fait, on récite beaucoup de mantras durant la fabrication des médicaments tibétains, l'énergie des sons est ainsi incorporée aux formules complexes de plantes et de minéraux. Nous pouvons aussi utiliser les mantras en association avec les thérapies externes traditionnelles telles que le massage Ku Nye (*bsku mnye*), l'acupuncture, les moxas, les ventouses, les compresses de pierres chaudes et les compresses de plantes.

Pour finir, rappelons que la MTT a deux buts généraux : la prévention et la guérison

Aspects préventifs :

On prévient une maladie grâce à un comportement correct et à une alimentation juste. Ce sont des aspects fondamentaux en MTT. De nos jours, la plupart des maladies chroniques sont la conséquence d'une attitude mentale déséquilibrée, un comportement déséquilibré et une alimentation déséquilibrée. Le diabète et les maladies cardiovasculaires en sont un bon exemple.

Aspects curatifs :

Une fois que le déséquilibre est là et que la maladie s'est avérée, il est nécessaire de rétablir un équilibre en travaillant sur les causes et les effets qui y ont conduit. Cela signifie par exemple, en premier lieu à un changement dans l'alimentation et dans le comportement et, en second lieu, à l'utilisation des plantes médicinales et des thérapies externes.

L'importance du sommeil

1   L'intérêt d'un bon sommeil

Le sommeil est aussi important que la nourriture. De même que l'on ne peut pas vivre sans nourriture, ni boisson, on ne peut pas survivre si on ne dort pas. C'est un besoin biologique essentiel à la vie. Une des meilleures façons de détendre son esprit c'est de bien dormir. Les bienfaits du sommeil sont :

- un esprit calme et clair
- l'équilibre mental
- une énergie puissante
- un corps en bonne santé, l'équilibre physique
- de bonnes proportions physiques
- un bon système immunitaire
- des organes vitaux toniques

Dans les Quatre tantras, le sommeil est cité comme l'un des aspects les plus importants du comportement individuel.

Le tantra explicatif dit ceci : « Être privé de sommeil la nuit augmente les facteurs nuisibles au corps. C'est pourquoi vous devez dormir confortablement. Si vous n'avez pas dormi une nuit, ne prenez pas de petit déjeuner et essayez de dormir la moitié du temps de sommeil habituel.

Être privé de sommeil lorsqu'on a un corps faible, lorsqu'on est intoxiqué, déprimé, épuisé par des activités extrêmes, lorsqu'on parle trop, qu'on est vieux ou sujet à la peur entraîne une diminution de la force physique et provoque immédiatement des désordres du *rLung* surtout au début de l'été à cause de la sécheresse du climat et des nuits courtes.

Pour contrebalancer ces effets, on peut faire une sieste pendant la journée ce qui augmentera les caractéristiques grasses et lourdes dans le corps.

Cependant, dormir dans la journée va augmenter *bad kan* et entraîne le gonflement du corps, de la molesse, des maux de tête, une certaine léthargie et une plus grande sensibilité aux infections. Pour contrebalancer les effets d'un excès de sommeil, il est recommandé de se faire vomir et de pratiquer l'activité sexuelle. Par ailleurs, pour réduire l'insomnie, on peut consommer du lait chaud, de la crème, de la bière (chang), du bouillon de viande et pratiquer l'application d'huile chaude sur la tête et dans les oreilles. Dans l'état de veille, nous sommes principalement dans la conscience de l'intellect. Lorsque nous dormons, cette partie de la conscience est fermée et un autre type de conscience s'ouvre. C'est dans cet autre type de conscience que nous avons des capacités spéciales : découvrir des *gterma*, apprendre, faire des découvertes scientifiques, etc. Le sommeil vient des chakras et des canaux dans lesquels les 8 consciences et le *rLung* circulent. Si nous bloquons cette circulation, cela cause des problèmes. Si nous ne dormons pas la nuit, nous aurons une sensation de dureté et de difficulté dans tout et nous perdrons notre concentration.

2 Les désordres du sommeil

2.1 Causes

Les désordres du sommeil peuvent avoir des causes à des niveaux différents.

Sur le plan mental, cela peut être un excès d'émotions ou de pensées, de tristesse, de peine profonde, de stress.

Sur le plan physique, une alimentation inappropriée : manger trop léger, boire trop de café ou de thé, trop de boissons stimulantes, comme le red bull, trop de vitamines et manger trop. Un estomac contrarié ou un estomac vide peut entraîner des problèmes de sommeil.

Par ailleurs, un style de vie excessif et fatiguant : excès de travail, stress physique, mouvements physiques extrêmes (sports extrêmes), parler trop, ou pour certains, lire trop.

Et aussi : changer d'endroits trop souvent, aller dans des endroits qui ne vous sont pas familiers... Tout cela peut entraîner des problèmes de sommeil.

De plus, certains médicaments ont un effet sur le sommeil. Il y a aussi l'influence du cycle de la lune : par exemple, la pleine lune et la nouvelle lune peuvent déranger le sommeil.

Un excès de rLung, un désordre rLung, ou la ménopause peuvent aussi entraîner les désordres du sommeil.

2.2 Symptômes
Ne pas arriver à s'endormir, se réveiller dans la nuit ou se réveiller trop tôt le matin. Dormir trop est aussi un symptôme. Il en résulte un esprit confus et un état somnolent dans la journée.

2.3 Traitement
Pour traiter l'insomnie, on travaille sur plusieurs aspects : alimentation, comportement, médications, thérapies externes, etc.

Régime alimentaire conseillé
- boire du lait chaud avec des graines de lin ou de cumin ;
- boire un bouillon de viande (viande rouge, os, poulet, etc) avec ail et oignon ;
- boire une soupe de légumes avec clou de girofle et noix de muscade ;
- manger de l'ail sauvage ;
- boire du vin chaud et/ou sucré ;
- boire une tisane à la camomille ou au fenouil ;
- éviter toutes les boissons avec caféine ou théine ;
- éviter les boissons et aliments excitants (jus sucrés, excitants, fruits, etc.) ;
- éviter les médicaments et vitamines ;

Comportement
- se détendre ;
- pratiquer les exercices de respiration et de méditation ;
- si une fois couché, on ne peut toujours pas dormir après 20 minutes, ne pas rester au lit, se lever et faire quelques exercices doux pour se « vider » la tête (distraire son esprit) ;
- avoir des relations sexuelles, ça peut aussi aider (pour une personne sans partenaire, la masturbation est acceptable également) ;
- éviter des exercices ou mouvements trop forts ;
- éviter les divertissements comme la télé, les films, lire, parler ;

Médications

- Agar 35.
- dza ti bzhi thang : muscade, clou de girofle, gingembre, cumin en proportion égale ; à boire avec de la soupe ou en prendre une cuillère à thé avec de l'eau chaude.

Thérapie externe

- Massage de l'oreille avec de l'huile chaude.
- Hor Me sur les 5 portes du vent (point couronne, centre des paumes des mains et plantes des pieds).
- Auto-massage Ku Nye avec de l'huile de sésame chaude sur la tête, l'arrière du cou, la poitrine, les mains et les pieds.
- Moxa sur toutes les extrémités des doigts des mains et de pieds.

Mantra

- Réciter le mantra : He He La Yo Pak Ta Ya, souffler sur des graines de lin et les manger.
- Réciter le mantra : Ri A Hung.

L'origine des rêves

1. Le rêve qu'est-ce que c'est ?

En tibétain, le rêve se dit « milam ». Mi signifie manifestation, lam signifie le chemin, la voie. La traduction littérale est donc : la voie (ou le chemin) de la manifestation. Pendant la journée, nous avons des milliers de pensées. Nous pouvons comprendre ces pensées comme des vagues ou des manifestations. Pendant que l'on dort, notre conscience réalise une transition à travers notre sommeil et les vagues se manifestent sous forme de rêves.

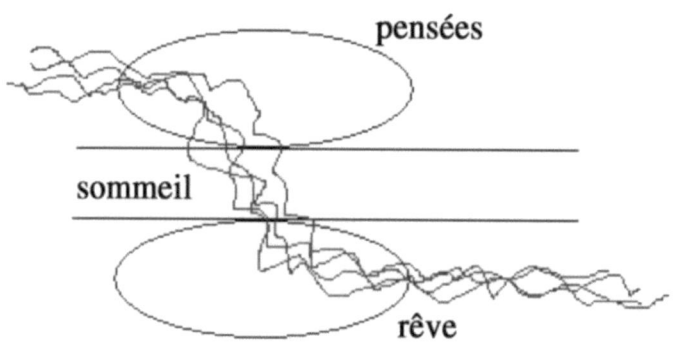

Lorsqu'on observe les rêves de plusieurs points de vue différents, on découvrira leurs multiples facettes. Selon une explication naturelle, les rêves sont un reflet de nos pensées. Mais si nous allons au-delà du niveau physique, nous nous rendons compte que les rêves sont beaucoup plus que cela. Ils sont comme le trésor de notre esprit, de notre moi profond. Par le vecteur de nos fantasmes, ils nous entraînent dans un monde magique où les esprits de la nuit communiquent avec nous.

Réflexion de nos pensées	Trésor caché de notre esprit	Compréhension profonde de soi	Voyage intérieur des esprits de la nuit
-Continuum subtil. -Pensées. -Force naturelle de l'esprit.	-Découvertes inédites. -Mémoires profondes. -Aspect prophétique.	-Dimension de soi. -Communication avec soi. -Réflexion sur soi.	-Symboles. -Fantasme. -Magie.

2. Fonction du rêve
Tout le monde rêve

Certaines personnes pensent qu'ils ne rêvent pas. Mais en fait, tout le monde rêve. Même si les rêves ne sont pas clairs ou sont oubliés facilement. Grâce à certaines méthodes, les rêves peuvent devenir plus clairs et on peut s'en rappeler plus facilement. Chez certains pratiquants très bien entraînés, l'énergie passe juste du chakra du cœur au canal central et y reste. Habituellement, l'énergie ne reste pas dans le canal central, au contraire, elle se dirige rapidement vers les canaux droit et gauche, commençant ainsi notre expérience de rêve. Rêver est important pour tout le monde pour différentes raisons, bien que beaucoup de gens n'y attachent que peu d'importance. Cette attitude révèle que nous ne comprenons pas véritablement comment les rêves reflètent notre état de santé physique et mentale, ni à quel point rêver est important pour notre bien-être. Grâce à nos rêves, nous pouvons comprendre beaucoup de choses concernant les maladies. Dans la culture occidentale, les rêves sont parfois utilisés par la psychologie dans la croyance que les rêves sont reliés à notre esprit et peuvent donc nous montrer nos problèmes mentaux. Les célèbres psychanalystes Freud et Jung ont écrit plusieurs livres concernant l'analyse des rêves en relation avec la compréhension des maladies mentales. Après leurs recherches, beaucoup de médecins et psychologues ont développé leurs écoles sur l'analyse des rêves et la thérapie par les rêves. La fonction des rêves peut être comprise en 5 points :

1- protection de la santé
2- guide de vie
3- compréhension de soi
4- gourou intérieur
5- révélateur de savoirs

1. **Protection de la santé** : comme notre système immunitaire qui nous protège des attaques externes des maladies, les rêves agissent comme un système immunitaire mental qui nous protège des désordres mentaux.

2. **Guide de vie** : en nous montrant nos expériences passées, les rêves améliorent notre apprentissage. Ils nous montrent des conditions présentes qui nous étaient inconnues, ainsi que des situations à venir, en ce qui concerne nos relations, notre travail, nos activités et autres choses de la vie.

3. **Compréhension de soi** : tout ce qui se manifeste dans nos rêves vient du fond de notre être. Lors de cette étude des rêves, il est important de connaître ces choses dont nous ne sommes pas conscients lorsque nous sommes éveillés. Si quelqu'un a un rêve étrange, ce rêve est quand même une partie de cette personne. Donc au final, cela ne devrait pas lui être étranger puisque cela fait partie d'elle-même. On ne devrait pas être étranger à soi même.

4. **Gourou intérieur** : dans l'aspect spirituel, notre rêve est un maître intérieur qui nous enseigne et nous permet d'expérimenter la vraie nature de tous les phénomènes. Par exemple, le rêve en entier est une illusion parfaite et le rêve est notre seule occasion d'expérimenter la vraie signification de l'illusion sans l'utilisation des mots.

5. **Révélation de savoirs** : dans le rêve, nous pouvons atteindre nos propres dimensions profondes. Ces dimensions sont comme un trésor au fond de notre maison intérieure. Il est plein de savoirs cachés. Au Tibet, il y a la tradition des *gTermas* : les trésors cachés. On peut les trouver dans la dimension matérielle et dans la dimension mentale. La partie mentale est appelée *gterma mentaux*, ce sont les grands pratiquants (les yogis) qui peuvent les révéler à travers leurs rêves ou lors de leurs expériences méditatives.

2.1 Vérification de l'état de santé

La MTT n'utilise pas les rêves seulement pour vérifier l'état de santé mentale et pour vérifier l'équilibre mental. Elle les utilise aussi pour vérifier l'état de santé physique. Le corps physique n'appartient pas seulement à la matérialité, mais il est également relié à l'énergie et aux éléments. Lorsqu'on comprend ces différents niveaux de connexion, on peut obtenir des résultats et des explications sur le corps, différents de ce qu'on a l'habitude de voir.

Comprendre l'état réel du corps signifie comprendre les différents niveaux des éléments : éléments purs, composants énergétiques, physiques et matériels.

Le fait de rêver est relié aux éléments, aux énergies et naturellement au corps physique ; on peut donc, grâce au rêve, comprendre le déséquilibre des éléments et des énergies et même des déséquilibres physiques. Les médecins utilisent les symboles des rêves comme des indicateurs de comment on guérit et prévient les problèmes.

Afin de prévenir une maladie, d'établir un diagnostic ou de donner un traitement, nous devons comprendre les énergies, les éléments et la condition physique d'une personne. Ceci est possible grâce à la compréhension des rêves d'une personne.

De cette manière, nous comprenons pourquoi l'étude des rêves est extrêmement importante pour notre santé.

Messages transmis dans les rêves

Les rêves sont importants dans notre vie quotidienne parce qu'ils donnent des avertissements. Certains rêves sont liés au futur, pas seulement pour nous-mêmes, mais aussi pour nos amis, famille, collègues de travail. Si nous comprenons la signification de nos rêves, nous pouvons améliorer notre vie quotidienne. Une des fonctions de nos rêves est d'augmenter notre sagesse et nos capacités mentales. Cela peut se manifester par des rêves prophétiques et par des enseignements que nous recevons pendant notre sommeil.

Dans notre vie quotidienne, il y a beaucoup de situations que nous n'arrivons pas à gérer, beaucoup de problèmes restés sans solution. Nous sommes aux prises avec des problèmes liés à notre travail, à nos études, à notre pratique spirituelle, ou à autrui. Ces situations peuvent se simplifier grandement si nous nous exerçons à la pratique des rêves afin d'augmenter la sagesse nécessaire pour dissoudre les problèmes de la vie quotidienne. C'est pour cela que les rêves sont importants pour notre santé et notre bien-être. Sur 24 heures, nous passons environ 7 à 8 heures de sommeil et de rêves. Parfois les rêves sont désagréables. Peu de gens apprécient l'expérience du cauchemar. Cependant, les négativités font partie de nous et il est important d'essayer de comprendre ces rêves et de les utiliser d'une façon positive. Lorsque nous comprenons pourquoi, *rêver* est une part importante de notre vie et, lorsqu'on explore le mécanisme de fabrication des rêves, nous pouvons observer plus précisément les spécificités des rêves.

3. Ce qui entre dans la composition des rêves

Avant de commencer la pratique des rêves, il est important de comprendre les composants des rêves. Les rêves se manifestent au moyen de nos chakras, des canaux, des énergies subtiles et de notre conscience. Commençons à les examiner de plus près.

Les principaux composants du rêve sont :

Rlung	conscience	chemins énergétiques
Energie vitale (mouvement biologique)	Réactions de la conscience	Canaux Chakras

3.1 rLung

En médecine tibétaine, tous les phénomènes sont basés sur les 5 éléments :

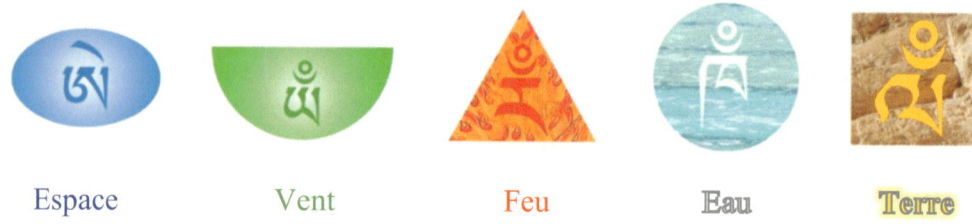

Espace   Vent   Feu   Eau   Terre

Voyons comment simplifier ces 5 éléments :

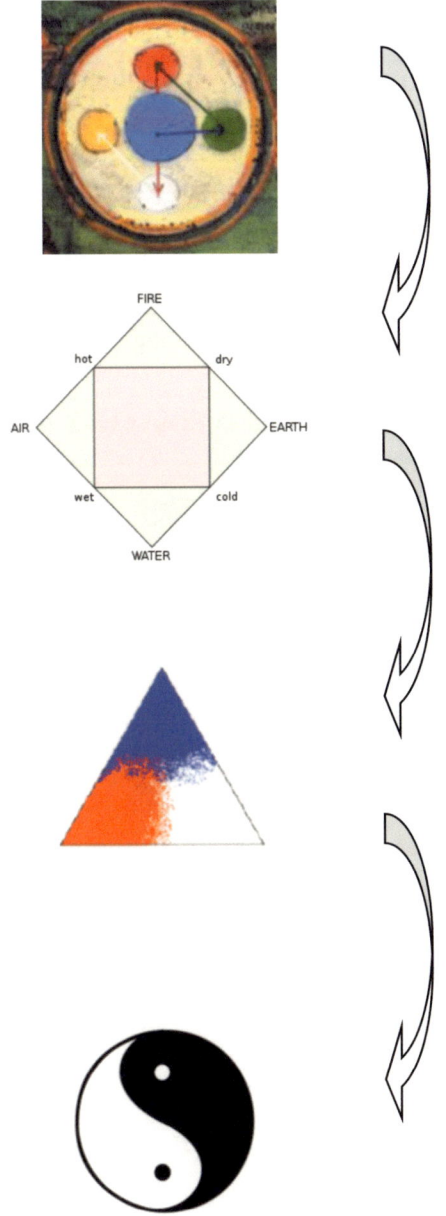

Les cinq éléments sont représentés dans le mandala bouddhiste.

Comme l'espace est à la base de tous les autres éléments, on peut réduire le nombre de ces éléments à 4 ; c'est ce que l'on retrouve dans le système Grec et dans la médecine greco-arabe Unani.

A partir de la terre et de l'eau, on obtient la phlegme. Ce système des 3 humeurs est utilisé en médecine tibétaine aussi bien qu'en médecine ayurvédique.

En classant dans la même catégorie « le phlegme et le vent », il ne nous reste plus que 2 éléments : le chaud (feu) et le froid (phlegme et vent). Nous retrouvons ici le principe du Yin et du Yang utilisé en médecine traditionnelle chinoise.

Comme on vient de le démontrer ci-dessus, ces 3 humeurs ou énergies découlent des 5 élements, parmi lesquels le vent (*rLung*) est le plus important :
- 1- énergie vent (ou air): en tibétain *rLung*, c'est l'énergie du mouvement qu'on appelle aussi l'artiste rêvé, ou l'acteur de notre vie.
- 2- les énergies de l'eau et de la terre : énergie phlegme, en tibétain *bad kan*.
- 3- l'énergie de la bile ou chaleur : en tibétain *'mkhris pa*.

Comprendre l'énergie rLung est très important, que ce soit dans les études tibétaines ou dans les traditions de l'Est asiatique. Dans l'étude des rêves, la compréhension de l'énergie rLung est fondamentale. Dans la tradition indienne, cette énergie est appelée prana ; les chinois l'appellent chi et les japonais la nomment ki. Tous ces systèmes anciens reconnaissaient que l'énergie rLung est une énergie spéciale.

Cette énergie a plusieurs aspects. Par exemple, on peut la diviser en 2 grandes catégories: le rLung subtil et le rLung grossier.

རགས་རླུང་ (rags rLung) aspect grossier	ཕྲ་རླུང་ (phra rLung) aspect subtil
Fait référence au **mouvement grossier**. On l'appelle aussi le rLung karmique ou rLung de l'action. Il est actif surtout à un niveau physique. Au moyen de l'interdépendance des phénomènes, il est le moteur de notre corps.	Fait référence au **mouvement subtil**. Il fonctionne à un niveau mental. C'est la part de notre énergie qui pénètre l'espace. Car tout l'espace extérieur est empli de phra rLung. Il est indifférencié de l'espace. « l'espace est empli de notre conscience (esprit). Il n'y a pas de différence entre l'esprit et l'espace. »

རྩ་བའི་རླུང་ (rtsa ba'i rLung)	ཡན་ལག་རླུང་ (yan lag rLung)	Aspect impur	Aspect pur
5 rLung racines, qui représentent les 5 Bouddhas	5 rLung branchiaux (ou adjacents) représentant les 5 Bodhisattvas	C'est notre vision habituelle normale.	On l'appelle aussi ཡེ་ཤེས་རླུང་, ye shes rLung (rLung de la sagesse primordiale). Elle est au-delà des causes et des effets.

[1] ཡན་ལག་རླུང་ (*yan lag rLung*) sont appelés des *rLung* branchiaux parce qu'ils sont comme des petites branches qui partent du tronc du *srog dzin rLung* (le vent qui soutient la vie, l'énergie vitale). Bien que leur localisation soit dans le cerveau et que leur fonction principale active un des 5 sens, chacun d'entre eux est relié à un organe interne.

Les 5 énergies du rLung

1. སྲོག་འཛིན་རླུང་ (srog 'dzin rLung[1]) : le vent qui soutient la vie
2. གྱེན་རྒྱུ་རླུང་ (gyen rgyu rLung) : le vent ascendant
3. ཁྱབ་བྱེད་རླུང་ (kyab byed rLung) : le vent qui pénètre tout
4. མེ་མཉམ་རླུང་ (me mnyam rLung) : le vent qui accompagne le feu
5. ཐུར་སེལ་རླུང་ (thur sel rLung) : le vent descendant

སྲོག་འཛིན་རླུང་ (*srog dzin rLung*), le vent qui soutient la vie est le vent principal. Il affecte les 4 autres vents. Comme il est situé dans la tête, il est relié aux émotions. C'est pourquoi, les problèmes émotionnels ont des effets sur le corps et la physiologie. L'échange se fait aussi dans l'autre sens : les problèmes physiques peuvent troubler notre esprit.

Les 5 *rLung* branchiaux

rLung	Locali-sation	organe relié	Potentiel	énergie en circulation
ཀླུ་རླུང་ (klu rLung) (® naga ou serpent)	Yeux	intestin grêle	vision, auto-défense contre les maladies	saute et circule
རུས་སྦལ་རླུང་ (rus sbal rLung) (® tortue)	oreille	Foie	apporte la fonction de l'audition	circule énergiquement
རྫངས་པ་རླུང་ (rzang pa rLung) (® lézard)	Nez	Poumons	odorat	facilement irritable
ལྷ་སྦྱིན་ཡན་ལག་རླུང་ ལྷ་སྦྱིན་ཡན་ལག་རླུང་ (lha sbyin rLung) (® deva)	langue	Cœur	énergie spirituelle divine, goût	circule à l'extrême
གཞུ་རྒྱལ་རླུང་ (gzhu rgyal rLung) (® victorieux)	peau	Reins	sens du toucher	en forme de flèche

Energies des *rLung* des 5 éléments

Une autre division est celle des *rLung* liés aux éléments. On les classe parfois dans le système des *rLung* branchiaux. Selon les traditions, il peut y avoir 2 ou 3 divisions de *rag rLung* avec 10 ou 15 types de vents.

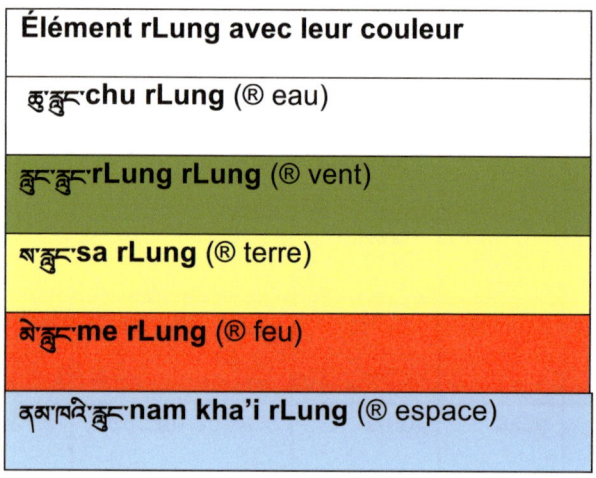

Mouvement constant

La première explication concerne le mouvement qui est la véritable fonction de cet élément ou énergie. En examinant notre existence, nous pouvons clairement voir que tout est relié au mouvement. Toutes les parties de notre corps physique et notre esprit sont reliées au mouvement. S'il n'y a pas de mouvement, il ne peut y avoir de développement, et donc pas de fonctionnement. Toutes les fonctions sont actives grâce à ce type d'énergie, le *rLung*.

Le cheval aveugle et l'homme sans jambe

Le *rLung* commence avec notre conscience et il est toujours lié à notre conscience.

Ils débutent ensemble, se développent ensemble. La conscience commence au moment de la conception, et le *rLung* est intégré à l'existence de cette conscience.

Nous avons tous fait l'expérience de la multitude des pensées qui courent dans notre esprit et sommes tous conscients de la vitesse à laquelle nos émotions changent. En fait elles sont en perpétuel changement. Cette circulation, ce mouvement d'énergie est ce qui fait fonctionner notre conscience. Ce travail concomitant fabrique nos sentiments, nos émotions, nos pensées, notre concentration, notre intelligence et notre mémoire. Au sein de la science de l'esprit, l'énergie ne peut pas être séparée de la conscience. L'association de la conscience / esprit et du *rLung* est la combinaison requise pour obtenir la clarté. Le *rLung* est sans clarté ni lumière mais l'esprit travaille sur la clarté à condition qu'il y ait un mouvement.

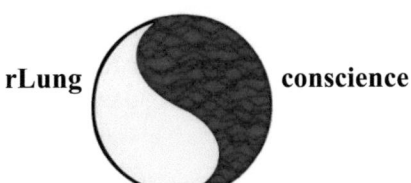

Si un cheval est aveugle, il ne peut pas voir mais peut quand même utiliser ses pattes pour courir. Si une personne est consciente mais n'a pas de jambe, elle peut toujours avoir la clarté et la conscience, mais ne peut pas marcher ni agir. Avec ses yeux ouverts, une personne peut distinguer les couleurs et les lumières mais elle ne peut pas « digérer » l'information. La personne qui possède une conscience a aussi la clarté mais ne peut pas courir et le cheval sans conscience peut courir mais n'a pas la clarté.

Cependant, si on combine les deux : une personne « sans jambe » assise sur un cheval aveugle ; la personne peut voir dans toutes les directions et diriger le cheval aveugle. C'est la même connexion qui existe entre le *rLung* et l'esprit. Lorsqu'ils travaillent ensemble, ils forment un ensemble qui peut voir et courir, càd. interpréter les informations qui proviennent des sens. L'association de notre conscience et notre énergie *rLung* fonctionnant *ensemble* nous permet d'éprouver des émotions et de formuler des pensées. Le *rLung* est important pour tous les êtres puisqu'il nous donne la capacité de comprendre nos émotions et faire courir nos pensées ; il est un composant indispensable qui allume notre conscience.

78 énergies *rLung*

Selon une autre explication, on divise le *rLung* en 10 catégories différentes. Ces divisions viennent du texte médical enseigné par le Bouddha Shakyamuni, un Soutra (enseignement) qui mentionne les 78 énergies *rLung*.

Respiration subtile

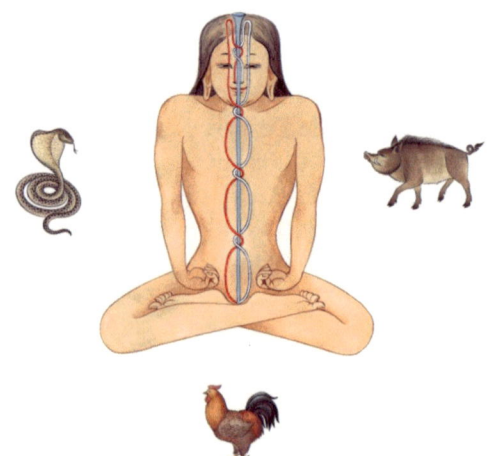

Ce que nous respirons est le vent karmique. A cause de son mouvement, notre esprit bouge avec lui. Nous respirons à peu près 15 fois par minute, ce qui nous fait 900 respirations par heure, et 21 600 fois par 24 heures. Sur 21 600 respirations « normales » (de *rLung* karmique), 674 respirations sont des respirations de *yeshe rLung* càd. des respirations qui entrent dans le canal central. Donc, sur 32 respirations de *rLung* karmiques, une seule devient un *yeshe rLung*. Si nous mettons bout à bout les respirations de sagesse (*yeshe rLung*) ou souffles de sagesse, on arrive à une durée totale de 3 ans, 3 mois et 3 jours (le calcul se fait sur une durée de vie de 100 ans).

Si on comptait seulement les respirations de sagesse, on serait parfaitement équilibrés. Malheureusement, la majorité de notre temps est relié au *rag rLung* (le *rLung* grossier) qui porte en lui le germe du déséquilibre. Les Yogis essayent de collecter les possibilités positives contenues dans une vie en concentrant ce *yeshe rLung* sur la durée de 3 ans, 3 mois, et 3 jours. Grâce à cette pratique, ils ont une chance d'atteindre l'éveil.

Dans l'ANATOMIE SUBTILE, on inspire par les canaux à gauche et à droite. Au niveau énergétique, la respiration, le souffle va des canaux vers tous les organes, d'abord à la tête, puis à la gorge, cœur, et finalement le nombril. Après cela, il revient dans le sens inverse. Si on retient le souffle, le vent reste et entre dans le canal central. Alors notre esprit n'a plus de vision dualiste et il reste très calme puisqu'il n'y a pas de mouvement dans le canal central. C'est le seul endroit où notre énergie fonctionne sans cause et effet. C'est notre vent de sagesse totale. Dans les explications sur le rLung, on a trois phases dans la respiration de rLung: འཇུག ('jug), གནས (gnas) et འབྱུང ('bjung), inspiration, retenue et expiration.

En général, si on respire plus et plus vite, notre corps vieillit plus vite. Avec une respiration plus courte, on est toujours occupé, et même nos cellules sont occupées. Si on retient le souffle à l'intérieur nos cellules peuvent se détendre. En retenant la respiration, les mouvements du corps changent et deviennent plus lents, calmes, détendus. Il y a des exercices de yoga qui nous entraînent à faire cela. Tous les types de yogas utilisent la rétention de l'air. Si notre respiration est plus profonde, notre temps de retenue est plus long. Une respiration lente et profonde nous apporte une vie plus longue. Jusqu'à l'âge de 25 ans, notre respiration contient plus d'inspirations; puis jusqu'à 45 ans, elle a plus de rétentions. Nous retenons notre énergie de façon équilibrée et nous sommes énergétiquement mûrs. Après 45 ans, l'expiration est prédominante. C'est l'âge où on commence à avoir des pertes de mémoire, pertes de cheveux, etc... Grâce aux exercices de rétention du souffle, on peut prolonger la phase du vieillissement.

La respiration subtile ne circule pas seulement depuis notre nez jusqu'aux poumons et retour, mais elle est reliée à tous les canaux et chakras. L'aspect subtil de notre respiration a 5 couleurs (les couleurs de l'arc-en-ciel) que l'on peut percevoir uniquement grâce à la méditation.

Disons qu'une longueur complète d'énergie rLung est de 28 doigts. Si on inspire sur 13 doigts, 15 doigts restent à l'extérieur du corps. Comme les couleurs sont réparties différemment sur cette longueur, on aura plusieurs couleurs dans l'inspiration et l'expiration. C'est ce qu'on appelle l'élément de la respiration. Une partie de notre souffle fait rentrer quelque chose et en fait sortir une autre. Et une autre partie est constamment en mouvement entre l'extérieur et l'intérieur.

Les sports extrêmes sont considérés comme nocifs parce que le souffle externe se rallonge trop (l'expiration) ce qui raccourcit la durée de vie.

Grâce à la respiration profonde et la rétention, même sans faire du yoga, notre vent karmique est transformé en vent de sagesse. C'est le meilleur remède à toutes les maladies puisqu'elles ont toutes à l'origine, un déséquilibre de rLung. De même, pour toute sorte de déséquilibres, la relaxation est bénéfique. Calmer l'esprit revient à détendre le vent. Les thérapies pour le rLung comme le Ku Nye et le Hor Me peuvent être utilisées à ces fins. Détendre permet de calmer et de prévenir même les désordres bad kan et mkhris pa, puisqu'ils sont conduits (portés) par le rLung.

Yoga Respiratoire

Lors de cet exercice de yoga vous inspirez, retenez et remuez votre ventre. Ceci va envoyer le *rLung* karmique des canaux latéraux dans le canal central.

Inspirez en comptant jusqu'à 5, retenez sur 5 temps et expirez sur 5 temps. Faites-le 21 fois. C'est un bon exercice pour se calmer et c'est utile pour se préparer à la méditation, cela convient aux débutants.

Avec cet exercice, nous construisons un champ énergétique spécial dans notre chakra du nombril. Ensuite notre souffle se divise en deux, un en profondeur et un en superficie. Celui du dessus est la respiration, celui du dessous est toujours en retenue. C'est ce qu'on appelle la respiration du vase: *bum ba chen*.
Au début, on peut se sentir comme ivre (tête qui tourne), après quelques respirations profondes, mais si on fait cet entraînement tous les jours pendant 20 minutes, le corps s'habitue et la capacité se développe de plus en plus. On pourra finalement retenir sur 10, 20, et même 100 temps.
Grâce à cet entraînement l'énergie du corps devient de plus en plus forte. Vous pouvez aussi combiner cette technique avec la visualisation et le son: à l'inspiration, on met le son « om » et à l'expiration, on met le son « hung ». En fait, ce mantra est le son naturel de notre respiration.
En ce qui concerne la visualisation, vous inspirez les 5 couleurs des éléments qui rentrent par votre peau. À l'intérieur elles nettoient votre corps et votre énergie. Ceci est appelé : *rLung ro selva*, ce qui signifie: « éliminer les vents morts ».

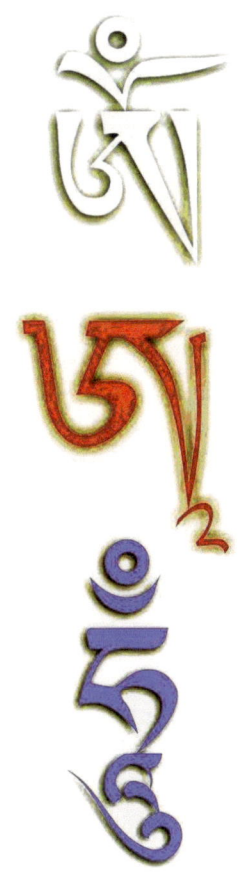

Autres divisions de ཕྲ་རླུང་ (phra rLung), le vent grossier

rLung selon le genre				
Energie	Genre	Qualité	Qualité du canal	Pouls correspondant
po rLung	masculin	Court et rude (rêche, râpeux)	Expériences extrêmes, succès ou échec	*rLung*
mo rLung	féminin	Doux et soyeux (gentil)	Expériences positives, développement stable, vie douce	*mkhris pa*
ma ning rLung	neutre	Equilibré	Expériences petites, développement petit	*bad kan*

rLung selon l'énergie solaire et lunaire	
tsa rLung: *rLung* chaud (cheval rLung)	*drang rLung*: *rLung* froid (yak rLung)
rapide, tranchant, qui va avec l'énergie solaire	lent, mou, qui va avec l'énergie lunaire

rLung selon la localisation	
teng rLung: *rLung* du haut	*og rLung*: *rLung* du bas
Depuis le nombril vers le haut, influence les maladies de la partie haute du corps.	À partir du front vers le bas, influence les maladies de la partie basse du corps.

rLung des 9 orifices	
srog rLung: rLung de vie	*tsol rLung*: rLung de l'effort
teng rLung (vent du haut)	*og rLung* (vent du bas, ou gaz -intestinal-)
jug rLung (vent de l'inspiration / inhalation)	*jung rLung* (vent de l'expiration)
yon rLung (vent de gauche)	*ye rLung* (vent de droite)

3.2　Conscience

La médecine tibétaine traite la conscience selon les enseignements Dzogchen parce que Yuthog Yonten Gonpo (Yuthog le jeune) qui a écrit les textes médicaux expliquant la conscience était un grand maître bouddhiste Dzogchen.

Les trois niveaux de conscience

La psychologie tibétaine analyse l'esprit (ou Conscience) en 8 consciences, réparties sur trois niveaux : le premier niveau est celui des 6 sens (les 5 sens + le mental qui les interprète), on l'appelle aussi la partie externe de la conscience. Le second niveau est celui de la conscience émotionnelle, c'est le niveau intermédiaire. Le troisième niveau est la conscience racine (ou conscience de base) on l'appelle la partie innée de la conscience.

Au total, il y a 8 types de consciences:

- conscience des 5 sens
- conscience mentale
- conscience émotionnelle
- conscience de base

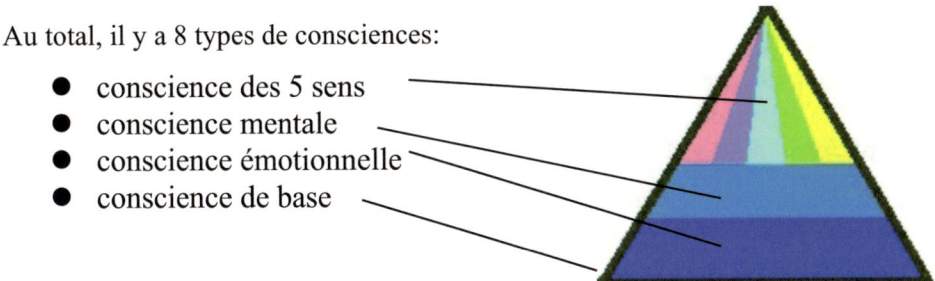

Pendant les rêves, l'acteur principal est la conscience émotionnelle, le mental et les sens sont des soutiens à l'acteur principal. Cette partie intermédiaire est celle qui relie la partie extérieure (conscience des 5 sens & conscience mentale) à la partie innée (conscience de base). C'est dans la conscience émotionnelle que réside notre ignorance, elle fonctionne lorsque nous dormons et que nous rêvons. Les 6 sens sont reliés au niveau matériel de l'existence. Leur base est la conscience des yeux (la vision), le nez (l'odorat), la langue (le goût), les oreilles (l'ouïe), la peau (le toucher), et le mental (l'analyse). Nous utilisons ces 6 sens dans notre comportement et dans notre vie quotidienne. La conscience racine est la vraie nature de notre esprit, qui est pure et claire. Elle est toujours reliée aux deux autres niveaux de consciences, c'est pourquoi le chemin vers la conscience pure et claire existe toujours.

Si nous considérons la conscience comme un arbre, alors la conscience racine est comme la racine de l'arbre, la conscience émotionnelle est comme le tronc et les 6 sens sont les branches.

La relation entre les trois niveaux de conscience se manifeste via différentes couches d'émotions (conscience émotionnelle).

Nos rêves sont reliés à nos émotions de la journée. Cependant, dans nos rêves nous regardons les choses objectivement, alors qu'à l'état de veille nous regardons les choses d'un point de vue subjectif. C'est la raison pour laquelle nous rêvons.

La maison des consciences

La conscience racine est comme une maison et la conscience émotionnelle est comme une personne qui rentre et sort de la maison, apportant son lot d'émotions, de vues et d'opinions qu'elle a collectées à l'extérieur. Les portes de cette maison sont les 6 sens.

Lorsqu'une personne sort de chez elle, tout ce qu'elle ramène dans la maison est gardé à l'intérieur de la maison. Dans nos rêves, nous regardons à l'intérieur de cette maison et nous y sélectionnons quelques-uns des objets collectés.

La conscience émotionnelle garde toujours une copie de ce que l'on pense, voit, entend, sent, goûte, de ce que l'on touche et de toutes nos impressions ou opinions à propos de ces sensations. Toutes ces perceptions sont conservées dans la maison comme dans un cellier ou un grenier. Parce que notre esprit possède une copie de ces impressions, elles se reflètent naturellement dans nos rêves.

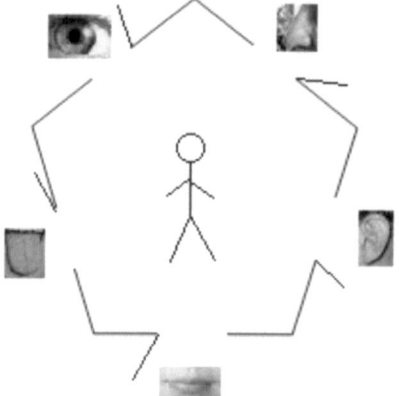
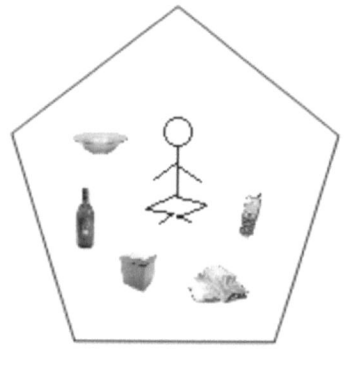

Cerveau et cœur

Lorsque nous nous réveillons, nous sommes pleinement conscients, nos fonctions cognitives sont complètes. Dans l'état de sommeil, nous sommes inconscients, c'est à dire que nous fonctionnons à l'intérieur de notre esprit. Lorsque nous dormons, notre subconscience circule dans notre corps. Selon la médecine tibétaine, après la naissance, ou lorsque la conscience est totalement éveillée, le nouveau corps physique possède deux consciences principales: l'une dans le cerveau, et l'autre dans le cœur. La conscience principale est dans le cerveau, les 6 organes des sens fonctionnent tous à partir du cerveau. Nous pouvons dire qu'ils sont emprisonnés à l'intérieur du cerveau. Les canaux spéciaux, les canaux du *rLung (càd. l'énergie du vent)*, **relient le cerveau au cœur.**

Le cerveau et le cœur sont reliés aux chakras. Les chakras font partie intégrante du processus du rêve. Lorsque nous étudions les différentes émotions ou sentiments, nous les divisons en 54 catégories.

3.3 རྩ་འཁོར་ (rtsa 'khor): Canaux et Chakras

Le mot རྩ (rtsa) a plusieurs significations : vaisseaux sanguins (veines et artères), système nerveux, tendons, ligaments, canaux, méridiens, etc... Au sens littéral, cela signifie: racine. Ici en anatomie subtile, rtsa a la signification de canaux énergétiques et chakras. Ils ne sont pas physiques comme la colonne vertébrale et l'aorte, et ils n'ont pas d'aspect karmique, ils transportent des aspects dualistes.

Les canaux et les chakras ne peuvent être vus que par la vision interne. Ils apparaissent en face de nous, dans l'espace, comme quelque chose de très fin et très subtil. Si nous les poussons avec le pouvoir de l'esprit, ils bougent. Certains canaux atteignent la taille du corps, certains sont de la longueur d'un doigt. Ils ont donc différentes tailles et formes.

Les canaux et leurs genres

Tous les canaux sont reliés aux énergies masculine, féminine et neutre, inhérentes à notre corps. Sur d'anciennes peintures de Shiva, il est représenté moitié homme moitié femme. Toutes ces énergies existent à l'intérieur d'un seul et même corps. Dans la médecine occidentale, les femmes ont moins d'hormones mâles et vice versa. Mais les deux sexes possèdent les deux types d'hormones. Tout cela est dû aux canaux de genres différents.

Canaux selon leur genre	Signification	Description
pho tsa	Canaux masculins	Ils sont tendus, avec beaucoup de noeuds. Si on sait comment utiliser ce type de canaux, c'est positif, mais sinon, ils peuvent être dangereux. Les deux extrêmes sont possibles en eux.
mo tsa	Canaux féminins	Ils sont droits et doux, sans noeud. Normalement, ils apportent beaucoup de choses positives et moins d'embêtements.
ma ning tsa	Canaux neutres	Ils ont une qualité neutre. L'énergie de notre corps est plus neutre, avec moins d'extrême.

Il existe beaucoup de canaux différents et chakras, mais on parle surtout des trois principaux (les canaux Racine ou Reine) et les 5 chakras.

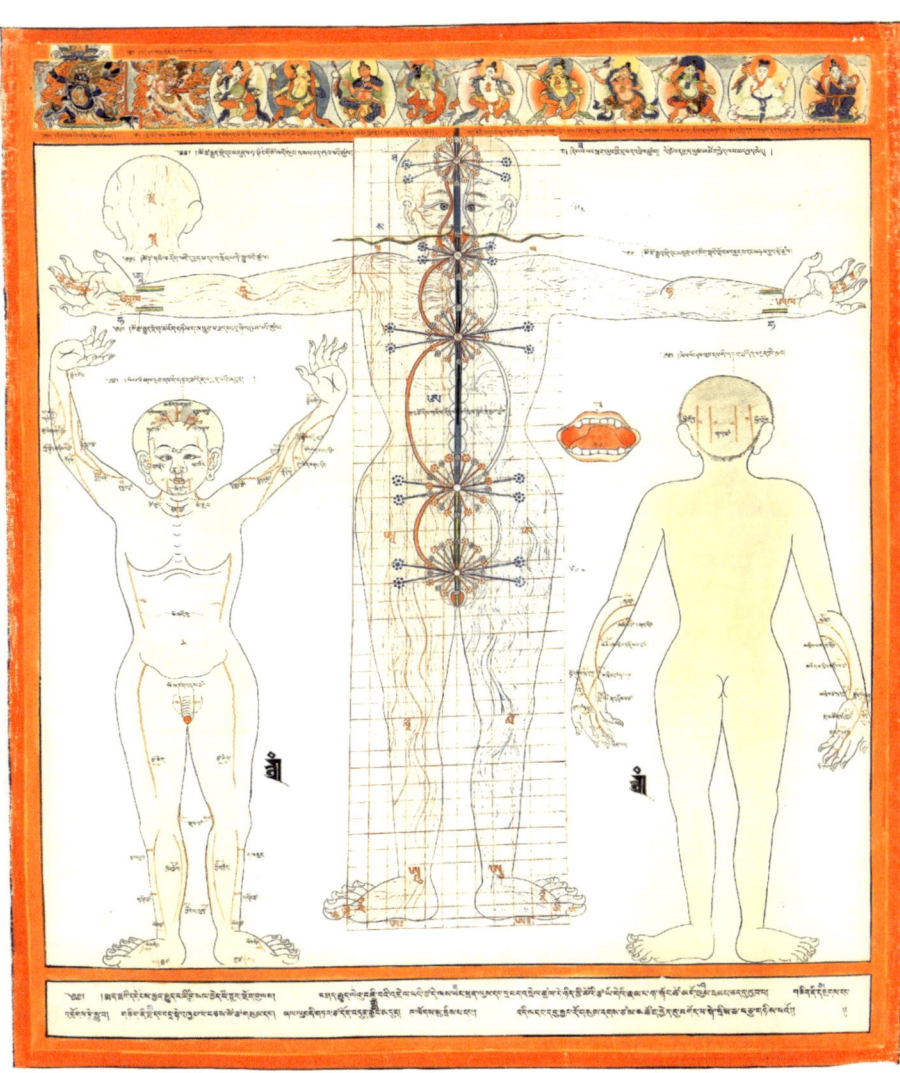

དབུམ་ (dbu ma): Canal Central

La fin du mot -ma est la marque du féminin, ma comme dans mama. « Uma », tib. dbu ma, c'est le canal mère. Sa taille est celle d'un pouce, et grâce à la méditation, on peut le rendre plus gros ou plus petit. Selon les textes, vous trouverez différentes indications de taille, et cela parce que la taille dépend de l'esprit qui le visualise.

Le canal central a 4 caractéristiques qui sont très similaires à la couleur bleue de la base d'une flamme :

- fin et transparent
- la lumière à l'intérieur est rouge et à l'extérieur est bleue
- droit
- clair

Dans notre corps, le canal central est comme le trou noir de l'univers. Il a l'énergie pour tout absorber. Alors tout devient vide. Ainsi le canal central peut absorber le vent karmique, qui disparaît en lui. Notre vision dualiste cesse.

Nous avons 4 occasions de faire l'expérience de notre canal central :

- **l'orgasme**: toute notre énergie entre dans le canal central après un orgasme fort. Si l'énergie sexuelle est trop forte, et que vous stimulez votre nez doucement, l'énergie sexuelle se transforme et s'en va. Lorsque l'énergie entre dans le canal central, notre esprit n'a plus de vision dualiste. Mais nous ne sommes pas conscients du niveau supérieur de l'orgasme sexuel. Si nous l'étions, nous pourrions voir au-delà de la dualité, au moment de l'orgasme.

- **Eternuer**: Juste après l'éternuement, la sensation est la même qu'après un orgasme.

- **Le sommeil profond**: C'est le moment où on s'endort. A ce moment, l'énergie entre dans le canal central. Il ne s'agit pas de la phase « sommeil profond » telle que décrite dans le système occidental, lorsque toutes les fonctions du cerveau sont au repos.

- **Au moment de la mort**: Au moment final de la mort, notre conscience connaît cette expérience puis disparaît.

Toutes ces expériences sont très courtes. Elles ne durent que quelques secondes. Mais elles sont assez longues pour qu'on puisse les identifier clairement.

Le canal central est également responsable de toutes les expériences spirituelles. Il y a différentes expériences et visions qui nous signifient que notre vent entre dans le canal central: des lumières très fortes, de la fumée bleue, des nuages bleus.

Les expériences spirituelles montrent que l'énergie entre dans le canal central. Les vents karmiques se transforment en vent de sagesse. Yuthok donne des explications précises à ce sujet. Cependant, pour un esprit instable, ces pratiques peuvent être dangereuses, et souvent nos visions sont des hallucinations plutôt que de réelles expériences de canal central. Elles sont souvent le signe d'un *rLung* malade.

Le canal central est la mère centrale de l'équilibre parfait. On l'appelle aussi mère de la libération ou mère de la réalisation. L'aspect spirituel de la réalisation fonctionne principalement avec le canal central. Saraha, le premier célèbre indien bouddhiste dit que quand notre rLung et notre conscience entrent dans le canal central, toutes nos perceptions courantes, ou normales disparaissent complètement. Par là, il signifie précisément que notre esprit atteint l'état de non-dualité. On appelle cela très simplement: l'expérience de la réalisation.

རོ་མ et རྐྱང་མ (ro ma et rKyang ma): les canaux droit et gauche

Ils commencent à nos narines, tournent autour du canal central au niveau des chakras et retournent de leur côté, puis au niveau du point au dessous du nombril, ils entrent dans le canal central. *Ro Ma* est du côté droit et *rKyang Ma* est du côté gauche.

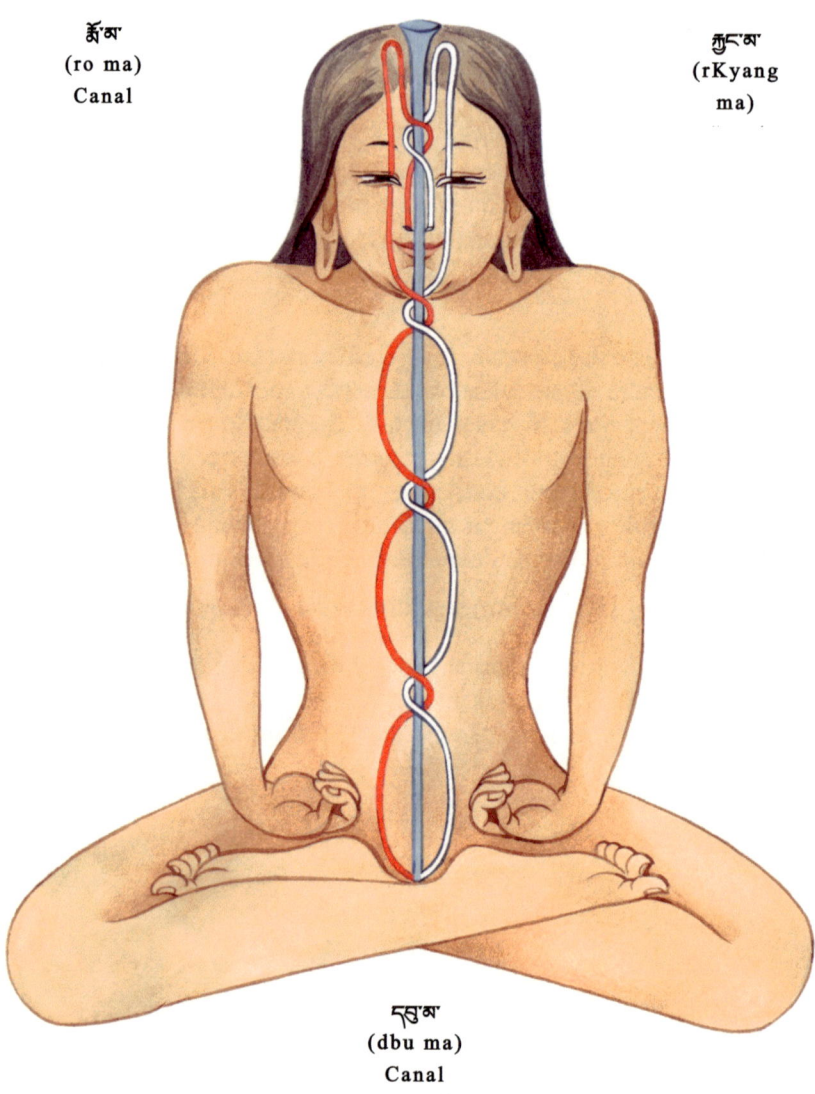

རྩ་ངན་ (rtsa ngan): Canaux négatifs

Tout comme il y a རྩ་བཟང་ (rtsa bzang), canaux positifs, il y a aussi རྩ་ངན་ (rtsa sngan), des canaux négatifs, une sorte de canaux indésirables (non désirés), tib. *mi dod pai rtsa*. L'agression mentale et la colère font grandir les canaux négatifs. Ils se manifestent de plus en plus nombreux à l'intérieur de notre corps, tout comme un beau jardin envahit de mauvaises herbes. Si les mauvaises herbes sont trop nombreuses, les fleurs vont mourir. De la même façon, si les canaux négatifs se développent, ils peuvent tuer les canaux positifs. Toute personne peut créer des énergies négatives comme cela. Même si le corps est en bonne santé physique, à l'intérieur, il y a des déséquilibres. Si une personne est pleine de canaux négatifs et meurt, ses canaux négatifs sont transportés en tant que « karma » attaché à son corps et cela va la diriger dans la mauvaise direction, direction négative. De la même façon, une personne qui cultive une pensée positive, développant ainsi ses canaux positifs dans son corps, cette personne sera amenée vers un chemin positif.

Les canaux négatifs meurent si on développe beaucoup de canaux positifs. Il y a 6 canaux négatifs potentiels qui nous causent problèmes, en particulier dans notre pratique spirituelle car ils affectent les canaux spirituels. On les appelle les « obstacles au corps Vajra ». Si on les développe ou si on en a trop, la structure du corps peut être affectée même physiquement. On peut être né avec ces canaux ou bien ils poussent à cause de karma négatif. Les canaux négatifs peuvent être purifiés grâce aux actions karmiques positives et à la récitation du mantra de Vajrasattva.

Canal négatif	Signification	Effets
Nyal ma	Canal endormi	Il apporte la sensation d'endormissement pendant la méditation
Shar ma	Canal paralysant	Il donne une sensation de pression, spécialement pendant la pratique spirituelle. On se sent pressé par une tension.
Bong ma	Canal de l'énergie reproductive	S'il y a manque d'orgasme ou de sensation sexuelle, la raison peut venir d'un nombre trop important de ces canaux. Cela apporte des difficultés dans les énergies de reproduction, comme : des difficultés à tomber enceinte ou des obstacles pendant la pratique tantrique.
Dong ma	Canal-trou	Il peut entraîner une perte des énergies. Il y aura aussi un manque de sensation de plaisir.
Zing ma	Canal désordonné	Ce canal est comme des routes surchargées qui se mélangent. Si trop de ces canaux sont présents, on va être sujet aux maladies, comme si notre système immunitaire était faible. Pendant la pratique spirituelle, on sentira de la douleur et les maladies vont s'accentuer.
Chu ma	Canal déformant	Il peut déformer les bébés, parfois avec une forme courbée. Si une personne en a trop, c'est très difficile pour elle de faire des pratiques spirituelles. Il n'y aura pas d'amélioration.

དོན་རྩ་ (don rtsa): Canaux démoniaques

Les autres types de **canaux indésirables** *(mi dod pai rtsa)* sont des དོན་རྩ་*(don rtsa)*, les canaux démoniaques ou canaux de provocation. Il y a 5 canaux à travers lesquels les provocations peuvent entrer. Tous les canaux démoniaques se terminent aux annulaires et 4ième orteils. Si nous avons des activités négatives ou des pensées négatives, cela peut ouvrir ces canaux et les démons peuvent entrer facilement. Si on a développé les pensées positives, même si un démon entre, il repartira par ennui. Après être entrés, les démons attaquent différents organes. Ils peuvent entrer dans un organe et lui envoyer des énergies négatives. Les démons peuvent aussi sucer l'énergie par les canaux. Pour diagnostiquer une provocation, on utilise le pouls, l'urine, les symptômes et les rêves. Si on ferme l'entrée en portant une bague à l'annulaire et au 4ième orteil ou bien un fil rouge, on se protège et les provocations ne peuvent pas entrer. Surtout si la bague est en pierre précieuse, elle protège des influences démoniaques.

Canal démoniaque	Signification	Organes affectés
tsan rtsa	Canal de l'esprit rouge	poumons
gyal rtsa	Canal du roi démoniaque	coeur
ma mo rtsa	Canal de l'esprit féminin	foie et reins
theurang rtsa	Canal de l'esprit unijambiste	estomac
lu rtsa	Canal naga	Intestin grêle

Esprits de la nature, selon les jours de la semaine

jour de la semaine	nom de l'esprit	Signification
dimanche	Tsen	esprit du feu
Lundi	Za	esprit des planètes
mardi	Gongpo	esprit de la jalousie
mercredi	Sadak	esprit de la terre
jeudi	Songma	Protecteurs
vendredi	Mamo	esprits féminins
samedi	Jachin	Indira

Une histoire de démon tirée de la biographie de Shabkar

Un jour Shabkar sentit un gros démon venir à lui. Il est entré par sa bouche et Shabkar a ressenti de la douleur partout. Alors Shabkar a fait sa pratique de tum mo (le yoga du feu divin) et il a utilisé ce feu pour brûler le démon. Ce démon était alors en train de souffrir à cause de la chaleur. Alors il a frappé à l'estomac de Shabkar et il a dit: « s'il-te-plaît laisse-moi sortir ».

Alors Shabkar lui a dit : « tu es entré par ma bouche, tu dois sortir par mon anus ». Et il a fait un pet et le démon est sorti. Un autre jour, un autre démon est arrivé à lui et lui a dit: « je suis désolé, un des mes esprits est venu te déranger. Il était le chef des démons. Tu l'as couvert de honte, tu l'as brûlé et l'a pété dehors. ».

3.4 Chakras

Tout comme les trois canaux sont les troncs principaux d'un arbre, les chakras sont comme les nœuds des branches. Ils sont des points centraux où se rejoignent beaucoup de canaux. Lorsque les canaux se rejoignent, ils forment une sorte de roue – འཁོར་ ('khor) – qu'on appelle chakra.

Dans tous les domaines d'études tibétaines tels que la religion, les écoles spirituelles, ou la médecine, on étudie le système des chakras. Cependant, le nombre des chakras varie selon les traditions et les domaines étudiés. Parfois on parle de 5 chakras, parfois 7, parfois 4. Certaines écoles reconnaissent 18 chakras. Dans les enseignements Dzogchen, on en utilise parfois seulement 2.

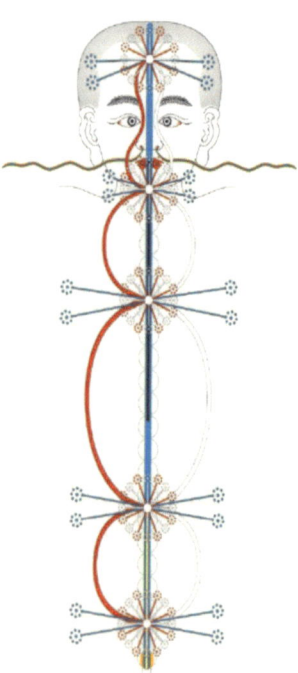

Les 5 chakras racines sont:

- chakra de la tête.
- chakra de la gorge.
- chakra du cœur.
- chakra du nombril.
- chakra sexuel.

En médecine tibétaine, on utilise 5 chakras différents. Le nombre des chakras varie selon les textes. Mais cela ne veut pas dire que les autres chakras n'existent pas. Les textes se réfèrent à la façon dont chaque pratique ou enseignement influence tel ou tel chakra. Chaque pratique identifie la division des chakras qui est affectée. Les chakras de base sont essentiellement tous les mêmes. Les chakras sont toujours liés les uns aux autres et ils ont une relation particulière les uns avec les autres. Que l'on considère un chakra, 2 chakras 4, 5, ou 7 ou 18, le chiffre de base est toujours 5.

Il y a un autre chakra très connu sous le nom de « troisième œil », il est localisé entre les sourcils. Un autre est situé juste en dessous du nombril ; ensuite, il y a un chakra au sommet de la tête (au point couronne). Cependant, en médecine tibétaine, on travaille avec 5 chakras de base qui associent des chakras plus petits aux chakras principaux.

Les 5 chakras de base sont importants dans l'étude des rêves parce que pendant qu'on rêve, les énergies subtiles circulent dans les chakras.

Chakra	Pétales	Description
སྤྱི་བོ་བདེ་ཆེན་འཁོར་ལོ་ (spyi bo bde chen 'khor lo) : chakra de la tête *chakra du grand plaisir*	32	Le chakra de la tête possède une énergie très importante dans le système médical tibétain. Au niveau physique, le chakra de la tête se reflète dans le cerveau qui est appelé l'océan des nerfs. Les nerfs descendent de cet endroit vers toutes les parties du corps.
མགྲིན་པ་ལོངས་སྤྱོད་འཁོར་ལོ་ (mgrin pa longs spyod 'khor lo) : chakra de la gorge chakra de la joie	16	Ce chakra a deux faces. On l'appelle le chakra de la joie parce qu'il apprécie le plaisir des différents goûts. Il est relié à la respiration, au discours et à la voix, au pouvoir de la voix. Au niveau énergétique, il est très important, car c'est l'une des bases de notre équilibre. Une autre fonction de notre chakra de la gorge, c'est de produire les rêves. Il est la porte d'entrée des rêves.

Chakra	Pétales	Description
སྙིང་ག་ཆོས་ཀྱི་འཁོར་ལོ་ (snying ga chos kyi 'khor lo): chakra du coeur chakra des phénomènes	8	Les 8 pétales du chakra du cœur sont reliés aux 8 consciences (les 5 consciences des sens, la conscience de l'esprit, la subconscience et la conscience de base). Le cœur est la base de notre conscience. Si notre esprit a des problèmes émotionnels, cela peut déranger le chakra du cœur, ce qui va entraîner des problèmes dans le cœur physique. Les émotions peuvent même bloquer nos canaux du cœur. Les vibrations des syllabes et les différents types de rLung sont reliés aux chakras. Il y a beaucoup d'explications sur comment le rLung est relié au chakra du cœur.
ལྷེ་བ་སྤྲུལ་བའི་འཁོར་ལོ་ (lhe ba sprul ba'i 'khor lo): chakra du nombril chakra de la manifestation	64	Le chakra du nombril comporte 64 pétales dont 12 sont des pétales de base. Dans ces pétales, l'énergie circule exactement de la même façon que l'énergie externe dans le système solaire. Les 12 signes du zodiac passent mois après mois. Une année de circulation externe est comme un jour sur la roue interne. Le chakra du nombril est la base de la manifestation. Comme le fœtus « commence » à partir du nombril, il est notre origine et c'est pour cela qu'il est appelé chakra de la réincarnation. Notre inconscient demeure dans cette région. Les émotions très fortes se réalisent là. Toute forme d'opération, acupuncture, piercing et tatouage devraient être évitées à cet endroit car ils endommagent les canaux en général.

Chakra	Pétales	Description
གསང་གནས་བདེ་སྐྱང་འཁོར་ལོ་ (gsang gnas bde skyang 'khor lo): chakra sexuel chakra qui maintient / fait durer le grand plaisir	32	Pendant l'orgasme notre conscience réside dans ce chakra. Grâce à une pratique de visualisation, une énergie spéciale est générée à partir de cet endroit, par exemple la chaleur du tum mo. Visualisez une énergie blanche de la forme de la lettre houng ཧཱུྃ mais tête en bas, au sommet du canal central. Au bas de ce canal, à 4 doigts sous le nombril, il y a un triangle rouge. Cette énergie rouge, une fine flamme rouge, monte à l'intérieur du canal central apportant la chaleur avec elle. Elle fait fondre le houng et une goutte d'énergie blanche retombe. Vous avez alors fait l'expérience du canal central. C'est la félicité merveilleuse de la non-dualité. Cette félicité est générée dans le chakra de la tête, qui est le chakra de la félicité merveilleuse. Lorsqu'elle fond, retombe et se répand, elle atteint finalement le chakra le plus bas, celui « qui entretient la félicité (plaisir) merveilleuse.

Les points des Dakinis

Les 4 premiers chakras ont chacun 8 points différents qui sont comme des points subtils de moxa qui leur sont reliés. Ces points sont appelés des points de Dakini. Ils sont situés dans un cercle qui contient l'image d'une dakini en train de danser. Chaque point de chakra a une énergie de dakini. Une syllabe de dakini est reliée à chaque point. En fait, le point en lui même est une dakini. Les Dakinis sont des déités féminines qui ont accompli la réalisation spirituelle.

Toutes les énergies des canaux sont reliées à l'énergie féminine, même chez les hommes. La raison en est que nous restons dans le ventre de notre mère pendant 9 mois et même si le père donne son sperme, c'est la mère qui donne la plupart de l'énergie. Chaque point possède ses propres fonctions. Quand un chakra est en déséquilibre, cela va se voir dans ses points. Si les points sont dérangés de l'extérieur, le chakra peut être affecté; tout comme une fleur est endommagée lorsqu'un de ses pétales est touché. Les énergies des points peuvent être activées grâce à la méditation, les récitations de mantra, les exercices de yoga et le massage.

Les 32 points de Dakini sont reliés au macrocosme. Chacun des 32 points de notre corps est relié à 32 points sur notre planète. Physiquement, on doit voyager jusqu'à ces endroits afin de recevoir leur énergie: énergétiquement, ils sont déjà présents en nous. C'est pourquoi les problèmes naturels du globe sont tous reliés à notre santé personnelle.

Chakra de la tête		
Point de Dakini	**Situation**	**Effets sur**
རྩ་མི་བྱེད་མ་ (rtsa Mi Byed Ma): Dakini inactive	Fontanelle	Dent, cheveux
རྩ་ཕྲ་གཟུགས་མ་ (rtsa Phra, gZugs Ma): Dakini mince	Cheveux	Cheveux
རྩ་བཟང་མོ་མ་ (rtsa bZang Mo Ma): Dakini bienveillante	Orifice de l'oreille droite	Peau
རྩ་གྱོན་མ་ (rtsa gYon Ma): Dakini de gauche	Occiput	Muscles, fonctions du corps à gauche
རྩ་འདུལ་བྱེད་མ་ (rtsa 'Dul Byed Ma): Dakini conquérante	Orifice de l'oreille gauche	Tendons, ligaments
རྩ་རུས་སྦལ་མ་ (rtsa Rus sBal Ma): Dakini Tortue	Front	Os
རྩ་སྲིད་པ་མ་ (rtsa sRid Pa Ma): Dakini de l'existence	Entre les yeux	Reins, rate
རྩ་དབང་བསྐུར་མ་ (rtsa dBang bsKur Ma): Dakini de la transmission de pouvoir	Fin de la clavicule	Coeur

Chakra de la gorge		
Point de Dakini	**Situation**	**Effets sur**
ཙ་སྡང་མ་ (rtsa sDang Ma): Dakini en colère	Sous l'aisselle	Reins, yeux
ཙ་བཤུང་བ་མ་ (rtsa bShung Ba Ma): Dakini qui défèque)	Tétons	Foie, vésicule biliaire
ཙ་མ་མོ་མ་ (rtsa Ma Mo Ma):Dakini féminine primordiale	Nombril	Poumons
ཙ་མཚན་མོ་མ་ (rtsa mTsan Mo Ma): Dakini de la nuit	Bout du nez	Intestin grêle
ཙ་བསིལ་སྟེར་མ་ (rtsa bSil sTer Ma): Dakini rafraichissante	Palais	Ligaments, tendons, Périoste
ཙ་གྲོ་བ་མ་ (rtsa Gro Ba Ma): Dakini chanceuse	Cou	Abdomen
ཙ་ནགས་ཚལ་མ་ (rtsa nags Tshal Ma): Dakini de la forêt	Point de la poitrine 8	Selles
ཙ་མཆུ་མ་ (rtsa mChu Ma): Dakini des larmes	Périnée	Clitoris, testicules

Chakra du coeur		
Point de Dakini	**Situation**	**Effets sur**
རྩ་ཐུང་གཅོད་མ་ (rtsa Thung gCod Ma): Dakini qui coupe	Urètre	Esprit, conscience
རྩ་མཛེས་མ་ (rtsa mdZes Ma): Dakini jolie	Urètre	Esprit
རྩ་རོ་བཅུད་མ་ (rtsa Ro bCud Ma): Dakini gustative (qui goûte les aliments)	Urètre	Esprit
རྩ་ཀུན་ཁྱབ་མ་ (rtsa Kun Khyab Ma): Dakini omni-pénétrante	Urètre	Esprit
རྩ་གསུམ་སྐོར་མ་ (rtsa gSum Skor Ma): Dakini aux trois cycles	Yeux	Conscience des yeux
རྩ་འདོད་པ་མ་ (rtsa 'Dod Pa Ma): Dakini du désir	Oreilles	Conscience des oreilles
རྩ་གཏུམ་མོ་མ་ (rtsa gTum Mo Ma): Dakini courroucée	Langue	Conscience de la langue
རྩ་བདུད་འདུལ་མ་ (rtsa bDud 'dul Ma): Dakini qui conquiert les démons	Pores de la peau	Conscience de la peau

chakra du nombril		
Point de Dakini	**Situation**	**Effets sur**
རྩ་མདོག་མཛེས་མ་ (rtsa mDog mDzes Ma): Dakini aux belles couleurs	Parties génitales	*Bad kan*
རྩ་ཐུན་མོང་མ་ (rtsa Thun Mong Ma): Dakini générale	Anus	Gros intestin
རྩ་རྒྱུ་སྐོར་མ་ (rtsa rGyu sCor Ma): Dakini qui donne la santé	Cuisse	Sang
རྩ་བྲལ་བ་མ་ (rtsa Bral Ba Ma): Dakini qui sépare	Mollet	Transpiration
རྩ་མཛའ་བོ་མ་ (rtsa mDza Bo Ma): Dakini amie	Doigts des mains et des pieds	Graisse et moelle osseuse
རྩ་གྲུབ་པ་མ་ (rtsa Grub Pa Ma): Dakini qui accomplit	Poignets, chevilles	Larmes
རྩ་མེ་མ་ (rtsa Me Ma): Dakini du feu	Dos de la main, gros orteil	Mucus, salive
རྩ་ཡིད་འོང་མ་ (rtsa Yid Ong Ma): Dakini attirante	Patella (rotule)	Mucus, mucus nasal

Manifestation & types de rêves

1   Rêves et Science

Le sommeil humain est régi par une horloge interne biologique. C'est un processus naturel complet, y compris des réactions neurologiques, psychologiques et hormonales.

Selon la science occidentale les humains peuvent avoir deux types de sommeil: le sommeil paradoxal dit **REM** (Rapid Eye Movement) et sommeil lent dit **non-REM** (avec mouvements oculaires non rapides).

Selon les ondes cérébrales notre état de conscience peut être divisé en cinq types différents.

Etat		Ondes cérébrales	Caractéristiques
Etat de veille		Ondes cérébrales rapides	Pas de rêves
Les yeux fermés		Ondes cérébrales moyennes	Pas de rêves
Non-REM	Première phase de sommeil (peu après l'endormissement, sommeil léger)	Ondes cérébrales lentes	Le sommeil commence, secousses musculaires. Pendant le rêve les muscles sont paralysés
	Deuxième phase de sommeil	Ondes cérébrales lentes avec ondes irrégulières entre deux	Le sommeil devient plus profond
	Troisième phase de sommeil (transition vers le sommeil profond)	Ondes cérébrales les plus lentes	Le sommeil devient plus profond
	Quatrième phase de sommeil (transition occidentale vers le sommeil profond)		Nombreuses personnes âgées ne parviennent pas à cet état
REM	Sommeil paradoxal	Ondes cérébrales le plus rapides	Les rêves de cette phase sont beaucoup plus faciles à retenir

Chaque nuit, quand nous dormons, ces phases se répètent entre 5 et 6 fois. Plus nous dormons et plus la quatrième phase se raccourcit et plus longtemps nous restons dans le sommeil paradoxal. Dans la matinée, nous ne pourrions même plus atteindre le sommeil profond.

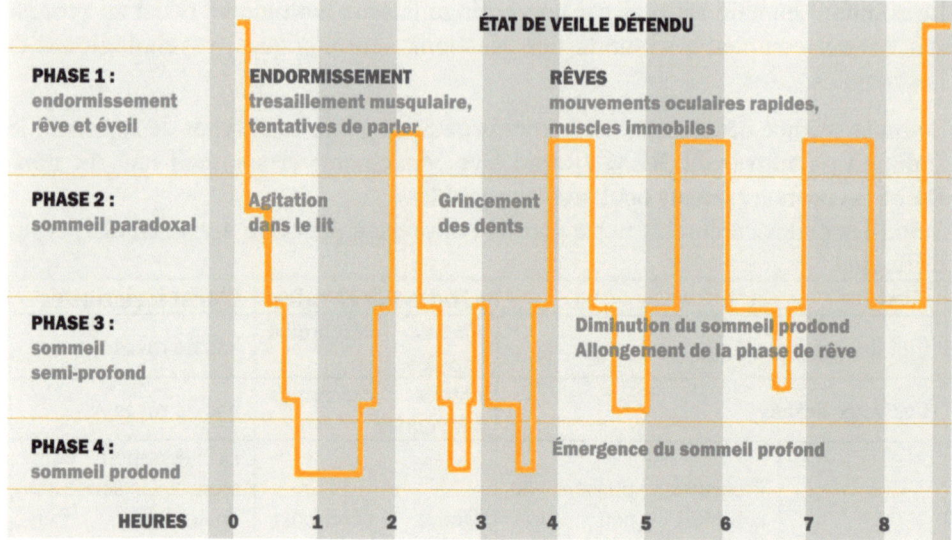

2   Chemin de manifestation

Nous pouvons commencer à examiner la manifestation des rêves quand nous commençons à comprendre comment la conscience se met en place, comment fontionnent l'énergie *rLung*, les canaux, et la position et en regardant les chakras.

Comment se manifestent les rêves?

D'abord le subconscient circule au moyen de l'énergie rLung.
Nous divisons ensuite nos états de conscience en quatre types différents.

- L'état conscient de veille, lorsque nous vivons notre quotidien, est d'éprouver du plaisir et de la douleur, de parler, d'écouter et de percevoir notre vie à travers les sens.
- L'état de sommeil profond, quand nous ne rêvons pas.
- L'état de rêve, suite à l'état de sommeil profond.
- L'état de l'expérience de l'orgasme, ou juste avant de s'évanouir, ou quand on éternue.

Grâce à ces quatre états de conscience différents, l'énergie *rLung* circule dans les chakras. Comme il y a cinq chakras et quatre états de conscience, cela signifie qu'un chakra est toujours au repos.

Habituellement notre subconscient et la plus grande partie de notre rLung se situent autour du chakra du nombril, c'est là où nous faisons l'expérience des émotions perçues à travers les six sens.

Lorsque nous allons dormir, les six sens et l'esprit se calment car l'énergie flotte et circule vers le haut à travers les canaux gauche et droit. Juste avant de dormir, nous avons la sensation d'être détendu, puisque l'esprit se calme et nous fait perdre la clarté de l'état de veille. Quand l'énergie circule vers le haut près du chakra du cœur, nous commençons à sentir la lourdeur du sommeil, parce que l'énergie « terre » s'accumule dans le chakra du cœur. Lorsque le subconscient et le rLung se rapprochent du chakra du cœur, nous faisons l'expérience d'un esprit brumeux et d'un état détendu. A ce moment l'énergie pénètre dans le canal central et nous tombons dans un sommeil profond. Lorsque l'énergie pénètre dans le canal central, nous n'avons pas de rêves, de sentiments ou d'émotions, il y a seulement une relaxation complète et profonde.

Localisation du subconscient pendant les quatre états différents:

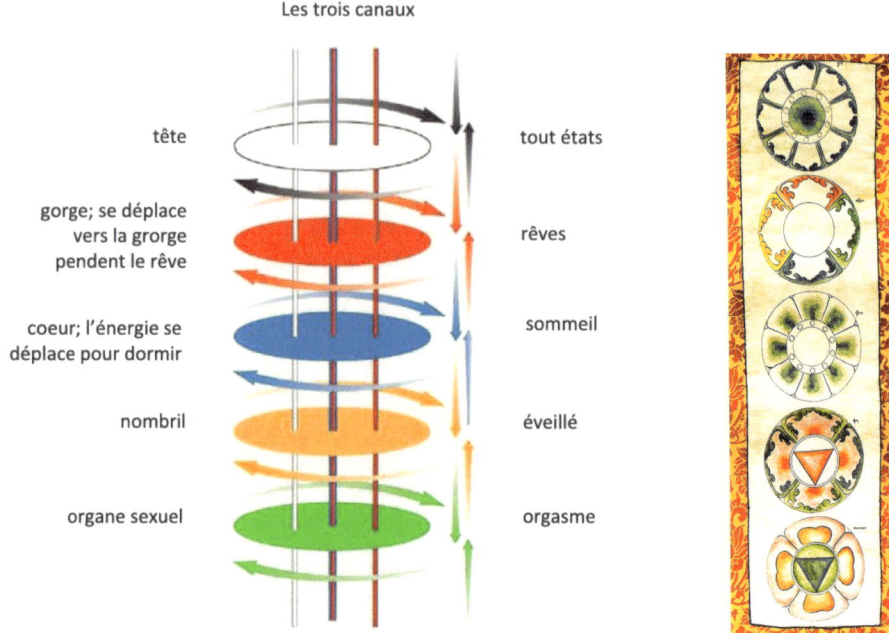

Dans de nombreux enseignements tantriques, comme le Yantra Yoga, les praticiens s'exercent à déplacer l'énergie rLung dans le canal central. Un des résultats de la pratique de transfert d'énergie est une relaxation profonde et durable, la même sensation que vous éprouvez quand vous tombez dans un état de sommeil profond.

Chez la plupart des gens l'énergie sort du canal central, voyage jusqu'au chakra de la gorge par les canaux gauche et droit dans les premières minutes du sommeil profond et nous entrons dans l'état de rêve. Le chakra de la gorge est lié au chakra de la tête. L'énergie et la conscience commencent alors à circuler dans cette zone et nous commençons à rêver.

Le chakra de la tête est relié aux organes sensoriels : la vue, l'ouïe, le goût, le toucher et l'odorat. Comme le rLung est fortement liée au chakra de la tête, il atteint le chakra de la tête et nous pouvons de nouveau éprouver des sentiments, des sensations et des visualisations. Bien qu'endormis, nous pouvons voir et entendre les sons aussi clairement que si nous étions réveillés. L'énergie continue à se déplacer dans différentes régions du chakra ; Si elle se déplace dans la région forte du chakra, nous faisons l'expérience de sensations différentes, comme par exemple voir la claire lumière ou des objets clairs, ou bien tout devient lumineux. Si l'énergie se déplace sur une autre région, nous pouvons entendre des sons différents ou des voix de gens et nous avons une sensation accrue de l'audition.

Quand on commence à sortir du stade de rêve, l'énergie circule lentement vers le bas à partir du chakra de la tête, vers le chakra de la gorge, puis vers le chakra du cœur pour finir au chakra du nombril. Quand nous nous réveillons, l'énergie ne pénètre pas dans le canal central, elle se déplace directement du canal gauche et droit vers le chakra du nombril. Certaines personnes se réveillent rapidement et certaines personnes se réveillent lentement. Cela dépend de la circulation de cette énergie. Par exemple pour les personnes ayant une énergie phlegme prédominante, le réveil sera un processus très lent. Alors que les gens avec une énergie biliaire prédominante se réveillent rapidement.

Pendant un cycle de 24 heures l'énergie monte du chakra du nombril au chakra de la tête et descend du chakra de la tête au chakra du nombril. Pendant ce processus de circulation le chakra de la base ou chakra sexuel est au repos. Il se réveille seulement quand une personne éprouve un orgasme. Lorsque le subconscient et les énergies associées se déplacent vers le chakra de la base, celui-ci commence à fonctionner.

Si l'énergie reste dans le canal central et même si elle monte et descend, aucun rêve n'apparait. Certains yogis de haut niveau peuvent pratiquer de cette façon. Ils gardent l'énergie dans le canal central, leur état d'esprit est dans la claire lumière et ils n'ont pas de rêves. C'est ce qu'on appelle la pratique de la claire lumière (tib. *od gsal*).

Lorsque l'esprit atteint un niveau de profonde prise de conscience ou un état de repos profond, alors le praticien peut développer sa capacité à nourrir et à conserver l'énergie à l'intérieur du canal central. Cette capacité à accéder à l'état de *dgongs gter* (l'esprit *gTerma*) est connectée à la vraie nature de l'esprit, c'est-à-dire à la conscience racine.

En bref, la conscience émotionnelle fait la liaison entre la conscience racine et la conscience des six sens et notre état de rêve est le résultat des fonctionnements de l'esprit. Lorsque la conscience émotionnelle se transforme en conscience racine, nous expérimentons la claire lumière et la puissance réelle de l'esprit lorsqu'elle pénètre dans le monde du rêve. C'est cet état qu'on appelle le « Gongter » (tib. *dgongs gter* - l'esprit *gTerma*) apparaît.

Nos rêves, notre esprit et notre conscience sont reliés aux chakras et aux canaux. La clarté d'esprit, les sensations et les sentiments dépendent donc de nos canaux et des chakras. La circulation de nos énergies dépend de : (1) l'heure de la journée, (2) la circulation des énergies dans notre environnement extérieur, (3) les influences astrologiques et planétaires et (4) les mouvements et les cycles du soleil et de la lune. En effet, notre énergie interne est très similaire à celle du soleil qui se lève et se couche : le matin, la lumière apparaît et notre énergie monte ; quand le soir tombe, notre énergie décroît.

3 Expérience de rêve

Le phénomène du rêve est très influencé par (1) l'énergie du rêveur, (2) son état de santé, (3) ses caractéristiques astrologiques, (4) et/ou les facteurs environnementaux et les éléments qui influencent le rêveur à ce moment précis. C'est pourquoi les perceptions du rêveur et ses actions dans l'état du rêve dépendent de toutes ces influences environnementales à des niveaux internes et externes. Comme ces facteurs sont assez versatiles, il n'est pas toujours possible de remonter jusqu'aux sources des expériences du rêveur. Dans ce chapitre, nous allons observer les phénomènes un par un et leur expression dans le rêve en donnant des explications et un tableau imagé. Selon la médecine tibétaine, les facteurs qui influencent les rêves d'une personne sont :

Éléments	État de l'énergie	Temps	Etat de santé
Facteurs environnementaux et élément(s) prédominant(s)	Typologie	aspects astrologiques	Vitalité des organes, les déséquilibres mentaux et énergétiques
↓	↓	↓	↓
Couleurs	Rêves *rlung* Rêves *mkhris pa* Rêves *bad kan*	Début des rêves, corps (pic) et conclusion des rêves	Symboles des rêves et sensations

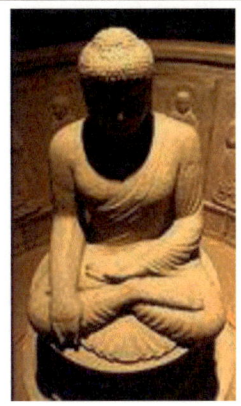

3.1 Les perceptions dans le rêve

En essence, ce que nous expérimentons lorsqu'on rêve peut aller de : entendre des sons clairement à goûter des saveurs variées ou bien « simplement » reconnaître une odeur familière ou ressentir le bonheur de goûter une certaine saveur. Toutes ces sensations et sentiments sont reliés à notre système énergétique interne et peuvent être selon les éléments ci dessous :

A- Les couleurs :

- Différentes variations de forme et d'intensité dans les couleurs peuvent se manifester en tant que représentation des 5 éléments et leurs vibrations énergétiques.
- La tonalité des couleurs dépend des formes, circulations, et communications entre les organes internes et de l'efficacité du réseau énergétique des chakras.
- Les types de couleurs apparaissent en fonction de l'état des canaux et chakras lorsque le subconscient et le *rlung* se fondent l'un avec l'autre.
- Les sortes de couleurs proviennent des pensées (au niveau mental donc), des images, des visualisations et des perceptions.
- Les différents types de couleurs peuvent refléter la quantité d'exercices sur le *rlung*, de pratiques de relaxation et de flux énergétique que le corps a effectué. Plus on pratique, plus on devient performant dans ces exercices, et le résultat c'est que les couleurs sont plus brillantes, claires et intenses.
- La santé de chaque élément peut être déduite de la description des couleurs vue dans le rêve : des éléments montrant des signes de faiblesse seront gris, noir et/ou blanc et des éléments montrant des signes de vitalité seront de couleurs vibrantes dans tout le spectre des couleurs de l'arc-en-ciel.

B- Les chakras :

- Les coeurs de tous les canaux qui se rejoignent sont reliés aux 5 éléments : terre, eau, feu, vent et espace.
- Il y aura 1 élément dominant dans chaque chakra et 4 éléments de soutien qui auront une action secondaire à l'intérieur de chaque réseau/chakra (par ex. Le chakra du coeur a une couleur prédominante

bleue car l'espace est l'élément prédominant et les éléments secondaires seront : vent, feu, eau, terre)
- Chaque centre de chakra contient un mandala unique. Cette « maison » détient et protège l'énergie du chakra. Elle est composée de 4 portes (d'entrée ou de sortie) où les 4 directions pénètrent, nourrissent et s'unissent avec les éléments secondaires de soutien. Par exemple, pour le chakra du coeur, les 4 portes sont le nord, l'est, l'ouest et le sud et les 4 éléments de soutien « hébergés » dans le mandala du coeur sont : le feu, la terre, l'eau et le vent. Dans la pièce centrale, c'est-à-dire au centre de la maison du coeur, l'élément dominant est l'espace.
- Quand on s'endort, la première énergie qui circule dans le chakra du coeur est celle de l'élément terre. Cela explique pourquoi on se sent lourd et pourquoi on ressent la fatigue et la léthargie de notre esprit.

3.2 Temporalité et rêve

Dans la MTT, on explique la relation entre la temporalité et le rêve au moyen de l'astrologie.

Nous avons différents types de rêves à des moments différents. Nous divisons la nuit en trois parties : début, milieu et fin de la nuit ou tôt le matin. Durant chacun de ces différents moments nos énergies sont en augmentation ou en diminution et notre niveau d'énergie influence nos rêves. Parfois, différentes énergies sont en excès, parfois elles sont en déficit, et parfois elles semblent désordonnées. Ces déséquilibres de *rLung, Tripa* et *Bad kan* peuvent causer différents types de maladies. Si les trois humeurs sont équilibrées, les gens sont généralement en bonne santé. Nous parlons de ces trois humeurs souvent en référence à l'analyse des rêves. Les trois vagues d'humeur influencent les rêves. La première partie de la nuit est influencé par **Bad kan** (Phlegme), la partie du milieu de la nuit par **mKhris pa** (Bile) et la fin de la nuit ou tôt le matin par **rLung** (Vent).

Temps	Cycle des humeurs
20 h – 23 h	Manifestation de Phlegme
23 h – 24 h	Transition de Phlegme vers Bile
12 h – 3 h	Manifestation de Bile
3 h – 4 h	Transition de Bile vers Vent
4 h – 7 h	Manifestation du Vent
7 h – 8 h	Transition du Vent vers Phlegme
8 h – 11 h	Manifestation de Phlegme
11 h – 12 h	Transition de Phlegme vers Bile
12 h – 15 h	Manifestation de Bile
15 h – 16 h	Transition Bile vers Vent
16 h – 19 h	Manifestation Vent
19 h – 20 h	Transition vent vers Phlegme

L'influence du temps peut également s'exprimer comme une influence saisonnière.

Saison	Caractéristiques
དགུན་སྟོད་ (*dgun stod*): début de l'hiver	Les pores se contractent, la puissance de la chaleur interne et le vent égalisant est augmenté. Si la prise alimentaire est réduite, les constituants corporels diminuent. Il faut manger de la nourriture avec les trois premiers goûts – sucré, aigre et salé – ainsi que la soupe de viande et d'aliments gras. L'application d'huile de sésame et le port de vêtements chauds sont également bénéfiques. Nous devrions nous réchauffer par des cataplasmes chauds, au feu ou par les rayons de soleil.
དགུན་སྨད་ (*dgun smad*): fin d'hiver	En fin d'hiver le phlegme s'accumule dans l'abdomen.
དཔྱིད་ཀ་ (*dpyid ka*): début du printemps	La chaleur digestive diminue grâce à la chaleur du soleil et le phlegme est en hausse. Nous devrions ingérer les trois derniers goûts – amer, piquant et astringent – vieil orge torréfié, viande d'animaux qui vivent sur des terres sèches, miel, eau chaude bouillie, décoction de gingembre ou équivalent, nourriture et boissons ayant un potentiel « granuleux ». Il est bénéfique de faire des marches vigoureuses, se frotter la peau avec la farine pour éliminer les peaux sèches, s'assoir et méditer dans des bois ou endroits parfumées de fleurs et ombragés. En thérapie de nettoyage : utiliser les vomitifs.

སོས་ཀ་ (*sos ka*) : fin du printemps	Prendre des aliments sucrés, légers, huileux et ayant un potentiel froid. Les goûts salé, aigre et piquant devrons être évités. Il est bon de prendre un bain dans de l'eau froide, porter des vêtements très légers, rester dans un endroit frais et parfumé, s'asseoir et méditer à l'ombre des arbres, de s'exposer aux vents humides et frais des brises du sud parfumées. Reconstruire une grande chaleur pour le corps ayant été privé de soleil.
དབྱར་ཀ་ (*dbyar ga*): été	La bile s'accumule. Ressentir la puissance de la pluie et du vent frais et immédiatement après, laisser la peau se réchauffer aux rayons du soleil. Prendre de la nourriture avec les trois premiers goûts – sucré, aigre, salé – et de la nourriture et des boissons ayant un potentiel chaud. Nous devrions porter des vêtements parfumés de camphre et de vétiver, parfumer les pièces aux senteurs et essences raffraîchissantes et en thérapie de nettoyage : utiliser des suppositoires.
སྟོན་ཀ་ (*ston ka*): automne	La bile est en hausse, par conséquent nous devrions prendre de la nourriture fraîche et des médicaments astringents.

Influence astrologique

Jours	Lundi	Mardi	Mercredi	Jeudi	Vendredi	Samedi	Dimanche
Planètes	Lune	Mars	Mercure	Jupiter	Vénus	Saturne	Soleil
Rêves	Bleu	Rouge	Bleu	Vert	Blanc	Jaune	Rouge

Combinaisons élémentaires qui peuvent influencer les rêves

Combinaisons	**Effets**
terre-terre	Propice: énergie exauçant les souhaits, accomplit tous les vœux d'une personne
eau-eau	Propice: énergie raffinée, renforce et prolonge la vie
feu-feu	Propice: donne la prospérité, assure richesse et propriété
vent-vent	Propice : énergie sublime, exhauce rapidement les souhaits
terre-eau	Propice: énergie productive, produit un grand bonheur
feu-vent	Propice: énergie puissante pour apporter bon augure
terre-vent	Peu propice: énergie défavorable, fait perdre la richesse et la propriété
eau-vent	Peu propice: énergie incompatible, sépare des êtres chers
terre-feu	Peu propice: énergie brûlante, génère la souffrance et perte de la fortune
feu-eau	Peu propice: accumule l'énergie de la mort, raccourcit la durée de vie, ou fait perdre l'énergie de longue vie.

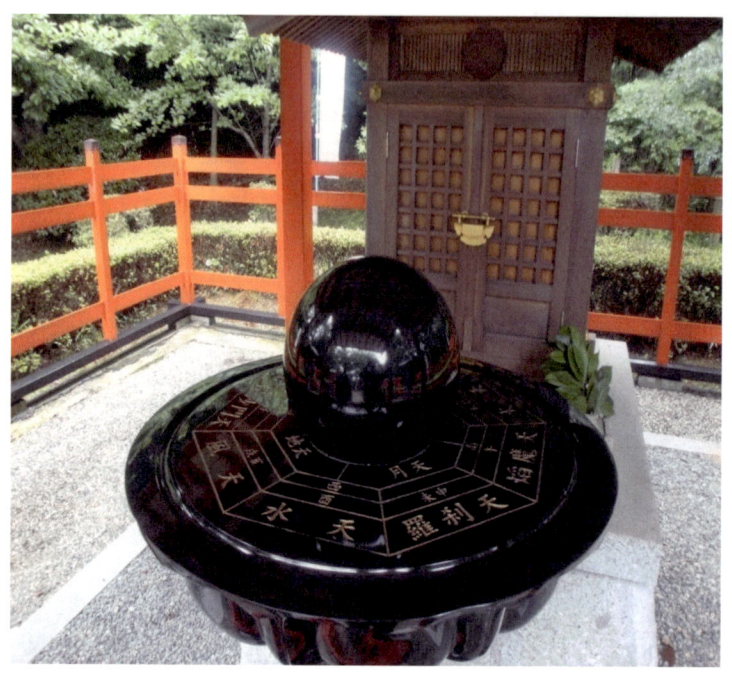

Animaux astrologiques

12 Animaux astrologiques	Cycle horaire	Cycle du jour
Souris	0 - 2	Minuit
Buffle (boeuf)	2 - 4	après minuit
Tigre	4 - 6	tôt le matin
Lapin	6 - 8	à l'aube
Dragon	8 - 10	au lever du soleil
Serpent	10 - 12	tôt le matin
Cheval	12 - 14	Midi
Mouton	14 - 16	après-midi
Singe	16 - 18	en fin de journée (début de soirée)
Coq	18 - 20	au coucher du soleil
Chien	20 - 22	Fin de soirée
Cochon	22 - 24	Avant minuit

Parfois, quand nous rêvons d'animaux, cela peut faire référence à des gens en fonction de l'animal de leur signe astrologique. Si nous rêvons de nous-même sous forme d'animal et que quelque chose arrive à cet animal, cela peut signifier que nous recevons quelques mauvaises influences astrologiques. Si nous voyons que cet animal est sain et fort, alors il y a une bonne combinaison astrologique. Par exemple, quand j'étais au Tibet une personne racontait un rêve à mon maître. Cette personne rêvait d'un tigre qui était en difficulté. Mon professeur demanda à la personne son signe astrologique et c'était le tigre. Il expliqua que ce tigre faisait référence au rêveur lui même. Il devait probablement rencontrer quelques problèmes provoqués par des combinaisons astrologiques défavorables. En fait cette personne a eu des problèmes de santé et de travail.

Selon la combinaison *jour de la semaine / animal*, il peut y avoir aussi de mauvais rêves.

Signe astrologique	Jour positif	Jour favorable	Jour défavorable
Souris	Mercredi	Mardi	Samedi
Buffle	Samedi	Mercredi	Mardi
Tigre	Jeudi	Samedi	Vendredi
Lapin	Jeudi	Samedi	Vendredi
Dragon	Dimanche	Mercredi	Jeudi
Cheval	Mardi	Vendredi	Mercredi
Serpent	Mardi	Vendredi	Mercredi
Mouton	Vendredi	Lundi	Jeudi
Coq	Vendredi	Jeudi	Mardi
Singe	Vendredi	Jeudi	Jeudi
Chien	Lundi	Mercredi	Jeudi
Porc	Mercredi	Mardi	Samedi

Pendant la lune croissante, nous avons des rêves plus paisibles et pendant la lune décroissante les rêves sont plus inquiétants ou plus actifs.

Les cinq éléments astrologiques peuvent toujours influencer notre santé ainsi que nos rêves.

Tableau de base des cinq éléments astrologiques

Elément	Bois	Feu	Métal	Eau	Terre
Forme	Ovale	Triangle	Demi-cercle	Rond	Carré
Couleur	Vert	Rouge	Blanc	Bleu	Jaune
Fonction	Léger	Chaud	Vif	Fluide	Lourd
Caractéristique	Croissant	Brulant	Dur	Humide	Stable
Direction	Est	Sud	Ouest	Nord	Intermédiaires
Saison	Printemps	Eté	Automne	Hiver	Intermédiaires
Organes	Foie, vésicule biliaire	Cœur, intestin grêle	Poumons, côlon	Reins, vessie	Rate, estomac
Partie du corps	Tendons, ligaments	Température du corps	Os	Sang	Muscles
Doigts	Pouce	Majeur	Annulaire	Auriculaire	Index
Famille	Famille paternelle	Enfants	Amis	Parents	Famille maternelle

Les trois divisions de la nuit sont les suivantes:

- 22h à 1h, l'énergie phlegme est en augmentation dans notre corps, nos rêves sont influencés par l'énergie phlegme.
- 1h à 4h, l'énergie bile est en augmentation dans notre corps.
- 4h à 7h, l'énergie vent est en augmentation dans notre corps.

Ces fluctuations d'énergie influencent nos rêves. Nous voyons des symboles et des couleurs et nous ressentons des sentiments variés, ainsi nos rêves ont des significations différentes. Après 7h il y a plus d'énergie *rlung* en circulation, les 3 humeurs *rlung, mkhrispa* et *badkan* sont en équilibre et les autres énergies externes sont apaisées et ne nous dérangent pas : cela nous permet d'avoir des rêves prophétiques lucides. Alors qu'à d'autres moments nos rêves peuvent être ternes et moins précis.

Dans la première partie de la nuit, quand nous nous endormons, l'énergie phlegme augmente et notre esprit reflète généralement les actions de la journée. Donc, la première partie de notre sommeil est connectée avec le passé.

Après minuit l'énergie de notre environnement naturel extérieur augmente, au fur et à mesure que d'autres êtres se mettent en mouvement et entament leur propre cycle quotidien. Leur énergie et leur force augmentent au point d'influencer notre esprit ou même d'attaquer nos rêves. Ainsi dans cette seconde période nous pouvons avoir des rêves et cauchemars très étranges. Dans la troisième partie de la nuit, très tôt le matin, quand la lumière augmente nos rêves sont plus clairs et nous ressentons l'augmentation du *rLung* dans notre corps. Comme l'énergie vent augmente, notre esprit se déstabilise et affecte nos rêves en conséquence. Après 7h, les trois humeurs sont plus équilibrées et les énergies extérieures se sont apaisées éliminant les fortes perturbations externes. C'est alors que nous avons la possibilité et la capacité d'avoir des rêves prophétiques lucides. En général nous utilisons ces trois différentes divisions du temps pour distinguer nos rêves. Les rêves peuvent également être répartis selon le rêveur:

- il y a les rêves des gens en bonne santé,
- les rêves des gens ayant une pathologie
- et les rêves particuliers et secrets que certains praticiens font.

En général lorsqu'on discute des rêves concernant la santé d'une personne, on parle de différents symboles, couleurs, sentiments, sensations et expériences. On analyse les rêves selon les problèmes physiques et mentaux. De tout façon, il est important pour toute personne de comprendre et d'analyser ses rêves- et pas seulement pour les thérapeutes et les médecins.

Le trésor au coeur du rêve

La catégorie des rêves appelée « rêves spéciaux ou rêves secrets » est une classe de rêves inhabituels ou extraordinaires. Ce sont les pratiquants (ou yogi) qui font l'expérience de ces rêves. Les personnes ayant ces rêves extraordinaires sont capables de réaliser la puissance de leur esprit. L'un de ces grands maîtres en la matière est Dudjom Rinpoché.

Au Tibet il existe de nombreux maîtres qu'on appelle des *gTertons*, (càd. des êtres qui se sont reincarnés pour découvrir des *gTerma*, ou « trésor caché »). Ils réalisent ou ont réalisé des enseigements spéciaux ou des études dans leurs rêves. (C'est là le trésor contenu dans leurs rêves). En essence, tout le monde possède ce pouvoir ou cette sagesse inhérente à notre propre nature. Ces *siddhis* ou pouvoirs, on ne les reçoit pas d'une source externe, mais ils sommeillaient en nous, obscurcis par nos négativités et notre ignorance. Si nous voulons ou cherchons ce pouvoir spécial ou fonction de notre esprit, nous devons d'abord associer l'esprit et l'énergie. Pendant le sommeil, il est plus facile d'utiliser ce pouvoir et d'atteindre cette fonctionnalité de notre esprit. Lorsque nous dormons, nous n'utilisons pas nos yeux ni les autres organes sensoriels ; en d'autres termes les portes sont fermées, et on peut concentrer automatiquement une grande partie de notre esprit. Quand nous sommes réveillés, nous avons beaucoup de pensées qui nous empêchent d'être dans l'instant présent. Mais en dormant, ces fonctions sont éteintes, notre esprit est « gardé à l'intérieur » (n'est pas dispersé) et nous pouvons utiliser la puissance de l'esprit. Si l'énergie circule bien et que la conscience est en bon état, la puissance de l'esprit se renforce. Cet état est très différent de l'expérience quotidienne de notre esprit qui se disperse à travers les six organes sensoriels. Pendant le sommeil, les portes des sens sont fermées, tout se passe à l'intérieur et nous avons ainsi la possibilité de comprendre beaucoup de choses. Même si une personne ne pratique pas, elle peut avoir des rêves clairs et prophétiques, parce que c'est la fonction naturelle de notre conscience. Si les gens pratiquent quotidiennement pour concentrer ces parties de leur esprit, ils affineront ce pouvoir de voir l'avenir à travers leurs rêves. En fait, la véritable puissance de l'esprit est au-delà des trois temps – passé, présent et futur.

Rêver du futur

A propos des rêves prophétiques, on doit faire référence à l'idée de temps. Normalement, nous utilisons comme référence de temps, le passé, présent et futur, mais il y a beaucoup d'autres explications sur le temps/temporalité. Nous utilisons des références de temps avec des mots, comme la saison d'été, ou la saison d'hiver et nous observons des durées différentes, comme l'observation d'une fleur qui pousse ou voir une personne grandir. Ces temps ne sont que des concepts pour mesurer des objets tangibles, mais en réalité, le temps n'existe pas. Il y a beaucoup de philosophies et d'études relatives au temps, mais le temps est quelque chose qui doit être vécu et étudié profondément. Par exemple, qu'est-ce le temps, s'il n'existe pas ? Si vous pouvez répondre à cette question à partir d'une philosophie plus profonde, alors il y a une compréhension du temps. Le point de vue superficiel est de dire « Je ne peux pas comprendre ».

Dans ce cas, nous pouvons dire : « le temps n'existe pas ». Comme notre conscience est au-delà du temps, il n'y a ni passé, ni présent, ni avenir. C'est dans cette perspective que les rêves prophétiques existent. C'est la raison qui permet à quelqu'un de rêver exactement de ce qui se passera dans un an, un mois ou le jour suivant.

Il y a de nombreux exemples qui montrent que les rêves prophétiques sont en fait assez fréquents. Certains rêves prophétiques se réalisent exactement comme ils ont été rêvés. Certains rêves prophétiques sont symboliques. Réaliser un rêve prophétique dépend de l'état d'esprit du rêveur, ses canaux, les chakras, la respiration et le *rLung*.

La manifestation de rêves prophétiques peut s'expliquer selon ce graphique :

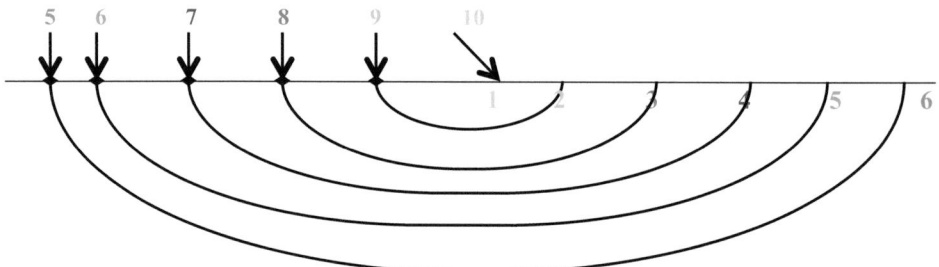

Les rêves du matin, très tôt, sont le reflet de l'avenir lointain. Ils se réaliseront peut-être dans 6 jours, voire dans 6 mois ou dans 6 ans.

Les rêves de fin de matinée, disons à 10 heures, ont de fortes chances de se réaliser au cours de la journée. Mais, puisque le temps n'est pas toujours compréhensible par la logique, les rêves de 10 heures pourraient également se réaliser dans 1 semaine, voire 1 an ou tout simplement dans cette vie.

Dans une séquence de rêve, ce schéma révèle le rapport du temps de rêve et de la manifestation du temps.

Notre conscience est **sujet**; le temps et l'espace sont **objets**. L'objet peut être changé à cause du sujet. Ainsi notre esprit et notre conscience sont l'observateur, en d'autres termes : **l'esprit est le créateur du temps et de l'espace**. Selon les différents niveaux de conscience, le temps et l'espace peuvent se manifester de différentes manières. Notre logique spatio-temporelle est liée à notre conscience superficielle. La conscience mentale fait l'expérience de l'espace réel et du temps à travers les consciences sensorielles. Mais dans la subconscience ou dans un niveau plus profond de conscience, la logique du temps ou de l'espace peut être changée. Par exemple, la vitesse du temps dans le rêve est différente de celle du temps réel. L'espace du rêve est différent de l'espace réel. Au niveau de la conscience de base, il n'y a pas de temps ni d'espace. Ce niveau est au-delà de la limitation et du conditionnement de l'espace et du temps. Dans cet état, notre esprit peut voyager à travers le temps et l'espace.

3.3. Les rêves selon l'énergie et la typologie

Maintenant nous allons nous concentrer sur le lien entre les rêves des gens "normaux" (non pratiquants) et leur santé. Il existe différents types de rêves qui sont normaux pour les différents types de personnes. Dans la médecine tibétaine les trois énergies ou humeurs : **rLung** (vent), **mKhrispa** (bile) et **bad kan** (phlegme) produisent sept différents types de personnalités appelées « typologies ». En raison de différentes catégories d'énergies, ces types de personnalités ou « typologies » ont différents types de rêves. Le tableau ci-dessous peut être utilisé pour définir la typologie d'une personne.

Test constitutionnel de Typologie Tibétaine

Test de la stature physique

	Vent		Bile		Phlegme	
Stature corporelle	Petit, mince, Grande, mince	☐	Stature moyenne, fort, musclé	☐	Grand et large, stature lourde, embonpoint	☐
Poids	Mince, tendance à une insuffisance pondérale	☐	Modéré	☐	En surpoids ou tendance à prendre du poids facilement	☐
Teint	Mat, brunâtre	☐	Rougeâtre, jaunâtre, taches de rousseur sensibles au soleil	☐	Blond, pâle, blanc, sans tache	☐
Peau	Rugueuse, sèche	☐	Légèrement huileuse	☐	Lisse, épaisse, grasse	☐
Température	Froide ou sensible aux changements de température	☐	Chaude, bouillantte	☐	Moite, froide	☐
Cheveux	Sec, cassant, crépus, normaux	☐	Légèrement huileux, grisonnant prématurément, ou calvitie	☐	Grasses, épaisses, ondulés	☐

			précoce				
Lèvres	Minces	☐	Modérées	☐	Epaisses		☐
Dents	Courbées, de forme irrégulière		Taille modérée	☐	Fortes, blanches		☐
Langage	Bavard, rapide, radoteur		Précis, net, clair	☐	Lent, monotone		☐
Activité	Très mobile, multi-tâches, aime l'exercice, danser, bouger	☐	Modérée, sport de compétition		Peu d'activité ou antipathie		☐
Sommeil	Sommeil léger, se reveille facilement	☐	Modéré		Profond, lourd		☐
Métabolisme	Digestion variable, appétit variable, se sent mieux après avoir mangé	☐	Digestion forte, gros appétit, facilement faim, se sent mieux 2 à 4 heures après le repas	☐	Digestion lente, perte d'appétit, facilement rassasié, se sent mieux sur un estomac vide		☐
Total							

Test de peronnalité

	Vent		**Bile**		**Phlegme**	
Intellect	Apprend vite, mais oublie vite	☐	Vif, intelligent, avec une mémoire photographique	☐	Esprit lent, apprend lentement, mais conserve les informations	☐
Emotions	Instables, modifiables, Anxiété, nervosité, insécurité, inquiétude,	☐	Modérées, contrôle la colère, agressif, irritable, ambitieux	☐	Stable, charnel, déprimé, léthargique, Content, satisfait	☐

Personna-lité	indécis Sensible, créatif, inconstant, sociable		☐	Intense, concentré, orgueilleux, égoïste, vaniteux	☐	Gentil, généreux, fiable, sédentaire	☐
Total							

Les typologies résultantes du test sont les suivantes :

Typologie	Signification
Rlung	L'énergie du vent est prédominante
Mkhrispa	L'énergie bile est prédominante
Bad kan	L'énergie phlegme est prédominante
Rlung - mkhrispa	Les energies du vent et de bile sont prédominantes
Mkhrispa- bad kan	Les énergies bile et phlegme sont prédominantes
Bad kan - rlung	Les énergies phlegme et vent sont prédominantes
Rlung – mkhrispa - bad kan	Les 3 énergies sont plus ou moins dominantes

Pour analyser les rêves d'une autre personne, nous devons d'abord comprendre sa typologie. Ce n'est pas difficile quand on regarde les couleurs, les symboles et les émotions qui apparaissent dans leurs rêves. Vous pouvez trouver au chapitre « Signification des rêves » dans le tableau « Rêves en fonction de la typologie » les rêves typiques de typologie.

Rêves pathologiques

1 Les indicateurs de santé et la position pour dormir

Généralement les symboles des rêves sont des indicateurs de santé positifs ou négatifs. Une personne qui tombe malade a automatiquement des rêves spécifiques différents de ceux qu'elle fait habituellement. Si par exemple, une personne est brûlante de fièvre, elle a des rêves très étranges, plein de couleurs et ses rêves vont changer selon les variations de la fièvre. En général les textes médicaux mentionnent les symboles des rêves des personnes malades en termes de blocages énergétiques ou de blocage de circulation d'énergie dans la région du chakra du cœur. On comprend alors pourquoi nous voyons nos problèmes ou maladies dans nos rêves. Les symboles des rêves sont ceux des éléments, des énergies et du corps physique. Les éléments sont à leur niveau le plus subtil et ainsi ils sont plus difficiles à comprendre. Par exemple, s'il y a trop d'énergie phlegme dans le corps, la personne va rêver de rivières, de pluies ou d'autres symboles de l'eau. Si la personne a des problèmes associés à la chaleur comme la fièvre, ça sera un problème bile et elle rêvera d'objets chauds. Si nous analysons les rêves des gens malades, nous devons également poser des questions sur leur position pendant qu'ils dorment. Si un patient ne dort pas dans la bonne position, cela aura une incidence sur ses rêves. Quand une personne a des problèmes avec ses poumons et son cœur, elle rêve que quelqu'un la pousse vers le bas ou qu'elle a un objet lourd appuyant sur elle ou parfois qu'elle se sent tomber. Mais ce genre de rêves est également associé à une mauvaise position de sommeil ou quand la personne dort avec ses mains sur le cœur. Si les gens dorment sur le ventre ou sur le côté gauche, ils font également pression sur leur cœur et quand ils sont réveillés, ils peuvent ressentir les mêmes pressions. Lorsque nous dormons, les énergies subtiles internes sont en circulation et une pression autour du cœur affecte la circulation de ces énergies. Si vous vous allongez sur votre dos et croisez vos bras ou vos chevilles et essayez de dormir dans cette position, la sensation que vous éprouvez n'est pas positive. Si une personne, en particulier les enfants font de mauvais rêves ou des cauchemars, la première chose à vérifier est leur position de sommeil. Dormir sous des couvertures lourdes entraîne aussi des perturbations.

En général, nous pouvons diviser les rêves pathologiques en trois catégories :

1. Déséquilibres physiques
2. Déséquilibres énergétiques
3. Déséquilibres émotionnels

2 Déséquilibres physiques

2.1 Les organes et leurs liens avec les rêves

Dans la médecine tibétaine, il est important de comprendre le lien entre les organes internes et externes en relation avec les symboles des rêves. Nous appelons ces organes : les organes « racines » (organes pleins) et les organes « fleurs » (organes des sens). Les 5 éléments sont également liés à ces organes internes et externes.

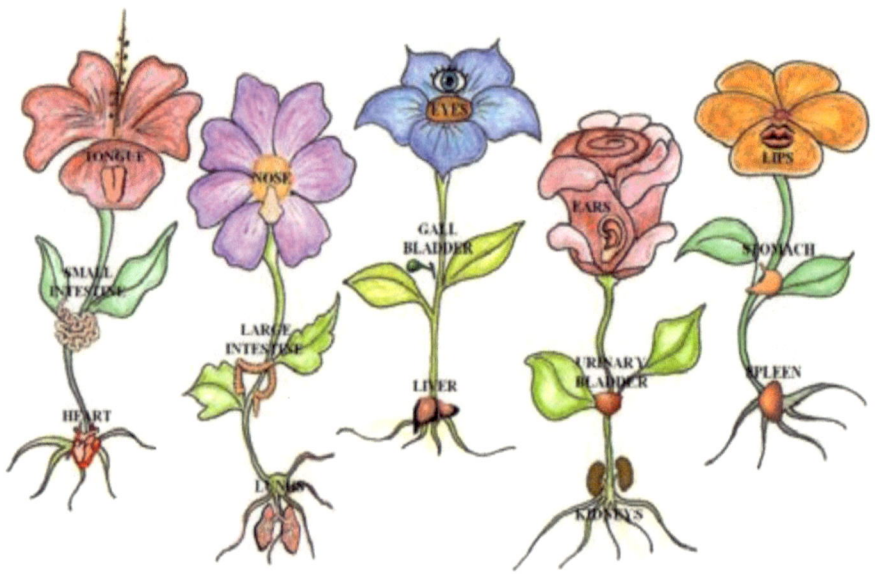

Lorsque les organes racines ont des problèmes ou des déséquilibres les symboles des rêves des organes fleurs montrent les symptômes. Une personne souffrant de problèmes rénaux peut subir des variations auditives (dans le rêve aussi). Les problèmes cardiaques peuvent être vécus comme un changement du goût des aliments et des boissons ou la langue peut changer de couleur. Les problèmes de rate peuvent avoir différents symptômes qui apparaissent sur les lèvres (par exemple, les lèvres sèches). S'il y a des problèmes avec le foie, les yeux pourraient devenir brumeux, flous, jaunes ou rouges. Les problèmes pulmonaires affectent le nez, notre sens de l'odorat. Si les troubles sont assez forts, nous pouvons le sentir et nous savons qu'il y a un problème. Toutefois, certaines personnes ne se sentent pas malades, mais connaissent des changements au niveau énergétique et sensoriel. Si nous rêvons de mauvaises odeurs, cela peut signifier qu'il y a un trouble de poumon ou du nez. Le système nerveux et le cœur affectent notre respiration. Quand il y a des problèmes avec le système nerveux, notre respiration change et nous ressentons des palpitations cardiaques.

2.2 Relation entre les saisons et les organes

Saisons	Printemps	Eté	Automne	Hiver	Transition
Organes	Foie Vésicule biliaire Yeux	Cœur Intestin grêle Langue	Poumons Côlon Nez	Reins Vessie Organes génitaux Oreilles	Rate Estomac Lèvres, peau
Eléments	Bois	Feu	Métal	Eau	Terre

Tableau des éléments:

Dimension							
Subtils	Origine des éléments	Sons →		Lumière →		Rayons →	
	Anatomie subtile	Esprit vajra		Voix vajra		Corps vajra	
	Emotions	Inconscience	Désir	Colère, fierté, jalousie	Ignorance	Illusion	
grossiers	Eléments internes	Espace →	Vent →	Feu →	Eau →	Terre →	
	Création du corps	Vide	Mouvement	Célérité	Liquide	Solidité	
	Sens	L'ouïe	Le toucher	La vue	Le goût	L'odorat	
	Organes pleins (fait avec la partie pure)	Cœur	Poumons	Foie	Reins	Rate	
	Organes creux/viscères (fait avec la partie impure)	Intestin grêle	Gros intestin	Vésicule biliaire	Vessie, Organes génitaux	Estomac	
	Fonction de l'organisme	Cavités du corps	Respiration	Teint	Sang, lymphe	Os Tendons	
	Parties du corps (membres associés)	Tête	Jambe droite	Bras droite	Jambe gauche	Bras gauche	
	Eléments extérieurs	Feu	Métal	Bois	Eau	Terre	
	Organes sensoriels	Langue	Nez	Yeux	Oreilles	Lèvres	
	Saisons	Été	Automne	Printemps	Hiver	Transition	

Ce sont des exemples simples, pour expliquer comment la Médecine Tibétaine analyse les différents problèmes physiques ou les problèmes de déséquilibres énergétiques, ce qui est très différent des explications de la Médecine Occidentale Universitaire. Dans l'étude de la Médecine Tibétaine, et afin de comprendre les significations ou les indicateurs dans nos rêves, nous devons comprendre la relation entre les sens (couleurs, odeurs, sons, toucher et goût), les fonctions des organes internes (cœur, poumons, foie, reins, rate), les éléments (terre, eau, feu, vent et espace), les saisons (automne, hiver, printemps et été), et les humeurs (rLung, mkhris pa, bad kan). Cette connaissance est fondamentale pour diagnostiquer correctement une maladie. Les symboles des rêves apparaissent quand une personne tombe malade, parce qu'il est normal qu'une personne s'inquiète pour sa santé et de tout danger perçu ou de menaces vitales. Les inquiétudes sont des peurs réprimées, elles travaillent au niveau du subconscient et donc émergent symboliquement dans les rêves.

3 Déséquilibres énergétiques

3.1 Energie « bLa »

Une énergie spéciale appelée ཟླ་ (bLa) se déplace autour de notre corps sur deux niveaux différents : un niveau grossier de circulation à l'intérieur du corps et un niveau subtil qui se déplace avec notre esprit ou la conscience. Si une personne mourante a un très fort attachement pour une autre personne, un animal ou un objet, l'émotion ou l'énergie peut demeurer dans cet endroit ou dans cet objet après la mort. C'est comme quand on sort un bol d'ail d'une pièce, on peut toujours sentir l'odeur même si l'ail n'est plus dans la pièce. Après que la conscience ait quitté le corps, il est possible pour l'énergie de rester à un endroit et si cette énergie est négative elle peut attaquer une autre personne. Bien qu'il soit difficile de percevoir cette sorte d'attaque alors que nous sommes conscients, cela peut apparaître très clairement dans nos rêves, car dans le rêve les énergies subtiles peuvent faire des liens d'une personne à une autre. De même l'esprit peut aussi affecter les rêves d'autres personnes à travers l'énergie subtile de la pensée. La personne avec qui vous dormez peut influencer vos rêves tout comme vous pouvez affecter ses rêves. Des symboles de rêves spéciaux apparaissent si une personne fait la magie noire et que ses actions portent volontairement préjudice à autrui ou que ses pensées sont nuisibles. L'énergie « bLa » a un cycle mensuel et se déplace à travers tout notre corps, y compris nos orteils. Ce cycle est relié à l'énergie lunaire.

Cycle d'énergie solaire	Cycle d'énergie lunaire
7-10 h *Chakra de la base actif, hausse de l'énergie rouge, donne du bonheur* *10-12 h* *Chakra du nombril actif, réchauffement, crée du désir* *12 - 14 h* *Chakra du cœur actif, l'esprit devient plus lourd* *14 - 17 h* *Chakra de la gorge actif, l'esprit est plus émotif avec beaucoup de tristesse, d'arguments, disputes* *17 h* *Chakra de la tête actif, coucher de soleil*	*Coucher du soleil* Chakra de la tête actif, sentiment de peur, l'énergie lunaire fond comme de la glace *Etoiles brillantes* 16 gouttes tombent du 1er au 2ième chakra (1 goutte de chaque pétale de la 2ième) *Minuit* 8 gouttes tombent dans le 3ième chakra, 8 gouttes se dissolvent dans le corps *Après minuit* 4 gouttes tombent dans le 4ième chakra, 4 gouttes se dissolvent dans le corps *Tôt le matin* 2 gouttes tombent dans le 5ième chakra, 2 gouttes se dissolvent dans le corps, à la fin les 2 gouttes restantes dans le chakra se dissolvent dans l'énergie rouge

༄་(bLa) pendant la durée de vie

Jusqu'à 25 ans, l'énergie solaire et l'énergie lunaire sont toutes deux croissantes, en particulier l'énergie lunaire. De 25 à 45 ans elles sont stabilisées, mais surtout l'énergie solaire devient très stable. Après 45 ans les deux énergies diminuent. Mais encore une fois en particulier l'énergie solaire est de moins en moins importante.

3.2   Le chemin du « bLa »
Il a un chemin de circulation différent chez les hommes et les femmes:

- Chez les hommes, le cycle débute au pied gauche, monte vers la tête redescend par le côté droit jusqu'au pied droit.
- chez les femmes, le cycle commence au pied droit, monte vers la tête et redescend du côté gauche.

Cette énergie lunaire commence son chemin de circulation sur le gros orteil au 1er jour du mois lunaire, càd. au premier quartier (juste après la nouvelle lune ou lune noire). Chaque jour, l'énergie monte un peu, jusqu'à ce qu'elle atteigne le point couronne sur la tête le jour de la pleine lune. Pendant la pleine lune le corps entier est affecté par l'énergie lunaire, comme s'il était rempli intérieurement de lumière, comme une bouteille saturée de lumière. C'est pour cette raison que nous sommes parfois très sensibles pendant la pleine lune.

Yar Ngo signifie « lune orientée vers le haut ». Cette énergie augmente à partir de la nouvelle lune et une énergie paisible s'accumule chaque jour en nous procurant une paix de plus en plus grande. Puis, après la pleine lune, nous avons l'énergie *Mar Ngo* qui signifie « lune orientée vers le bas ». La lune décroît peu à peu donc l'énergie lunaire décroît et l'énergie *Mar Ngo* est également en baisse, nous perdons l'aspect paisible.

Au moment où l'énergie lunaire diminue, l'énergie solaire augmente d'où l'aspect irrité. Au 30ème jour l'énergie lunaire a terminé son cycle entier et se trouve à la plante des pieds alors que l'énergie solaire est au sommet de la tête. Au 1er jour de la nouvelle lune, l'énergie lunaire est de nouveau absorbée par le gros orteil. Lorsque l'énergie lunaire monte d'un côté, l'énergie solaire descend de l'autre côté et vice versa. La direction est opposée chez l'homme et la femme. Quand notre corps est rempli d'énergie lunaire, l'énergie solaire située à la plante des pieds est faible. Quand l'énergie solaire est au sommet et l'énergie lunaire est au plus bas tout devient plus sauvage. Ainsi, pendant la première moitié du mois (*yar ngo*) on ressent surtout un sentiment de paix et de bonheur, car notre cycle est occupé par l'énergie lunaire. Alors que pendant *mar ngo* l'énergie solaire est plus active et les gens peuvent se sentir tristes et avoir des émotions fortes. Selon l'Astrologie Tibétaine dans le calendrier lunaire, la période calme va du 1er au 15ème jour et la période courroucée est du 16ème au 30ème jour. Les pratiques des divinités paisibles se font dans la première moitié du mois lunaire et les pratiques des déités courroucées dans la seconde moitié du mois lunaire. Certains maîtres vont en retraite dans une grotte pendant la période courroucée et ne sont actifs que la première moitié du mois. La période courroucée est aussi le moment des obstacles.

Dans le « *Yuthok Nyingthik* » il est dit que la pratique de Yuthok doit être démarrée dans la 1ère moitié du mois, si on souhaite des résultats de paix. Les thérapies fortes (invasives) comme les saignées et le moxa peuvent être faites dans la 2nd moitié du mois lunaire, et les thérapies douces dans la 1ère moitié du mois. Pendant la pleine lune et la nouvelle lune nous devons éviter absolument toutes les thérapies fortes comme les opérations, l'extraction des dents etc. Il est courant de perdre de l'énergie « bLa » à cause d'un traitement par aiguilles d'acupuncture.

La porte d'entrée principale de l'énergie « bLa » est l'annulaire aux mains et aux pieds. Si ces points d'entrée/sortie sont fermés, l'énergie « bLa » reste à l'intérieur du corps. Quand l'énergie solaire et l'énergie lunaire sont en bon état, nous sommes en bonne santé; si notre soleil intérieur et notre lune sont déséquilibrés nous rencontrons des obstacles. Les pratiquants du Vajrayana font des exercices pour équilibrer les énergies solaires et lunaires, pour améliorer leur santé et pour éviter les obstacles spirituels. Les « dra lha » དགྲ་ལྷ་ (tib.*dgra lha*) sont des protecteurs naturellement nés à l'intérieur de nous.

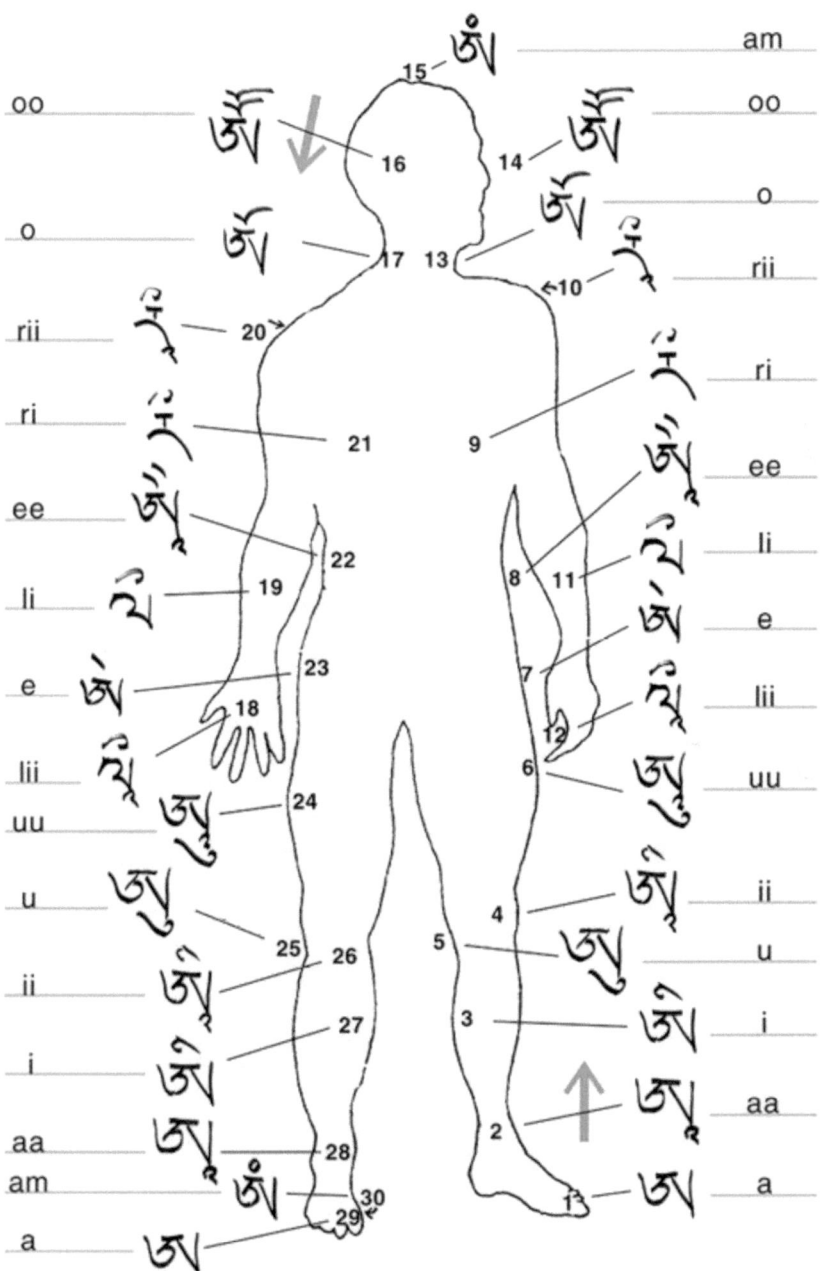

rLung et rêves

Le niveau subtil du *rLung* est toujours lié à notre esprit ou à notre conscience. Quand cette énergie devient très faible, elle ne peut pas fonctionner sur un plan matériel. Même une personne avec une faiblesse du *rLung* a toujours la capacité de penser à quelqu'un d'une manière positive ou négative et avec cette énergie très subtile de la pensée elle peut influencer d'autres personnes. Les déséquilibres des trois humeurs peuvent affecter le système de digestion:

Organe du système de digestion	Humeurs
Estomac	Phlegme (symbolisée par la lettre B)
Duodénum, intestin grêle	Bile (symbolisée par la lettre K)
Côlon	Vent (symbolisée par la lettre R)

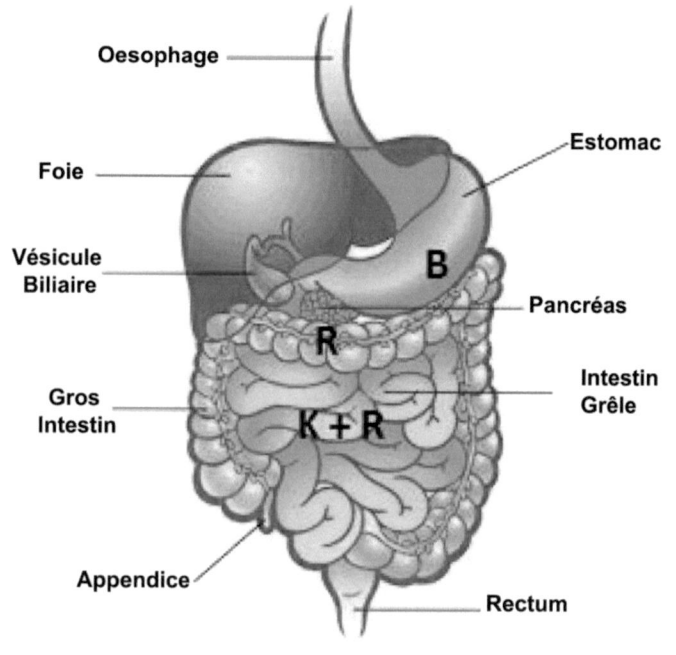

Une mauvaise alimentation peut donc provoquer des rêves déséquilibrés.

4 Déséquilibres Emotionnels

4.1 Nœuds

Les rêves pathologiques émotionnels peuvent se référer à des émotions et sentiments mauvais et négatifs qui nous dérangent.

1. Peur
2. Panique
3. Colère
4. Haine
5. Tristesse
6. Chagrin
7. Frustration
8. Anxiété
9. Inquiétude
10. Confusion
11. Livré à soi-même
12. Désespoir
13. Impuissance
14. Inactivité
15. Insensible
16. Jalousie
17. Embarras
18. Conflit
19. Regret
20. Nostalgie
21. Séparation
22. Manipulation
23. Choc
24. Dépression
25. Abandon
26. Perte
27. Piège
28. Douleurs
29. Stress
30. Dérapage/perte de contrôle
31. Phobie
32. Solitude

33. Humiliation
34. Rejet
35. Insatisfaction
36. Mécontentement
37. Léthargie
38. Fureur
39. Faiblesse
40. Intolérance
41. Se dévaluer
42. Déception
43. Désorienté
44. Engourdissement
45. Folie
46. Maniaque
47. Culpabilité
48. Envie
49. Bouleversé
50. Contrariété

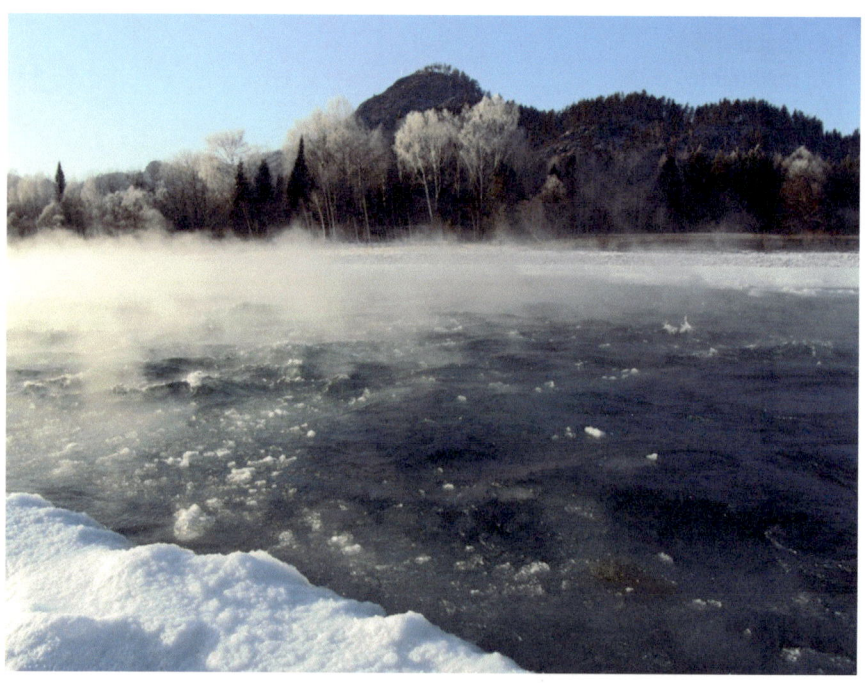

4.2 Avertissements

Les rêves nous avertissent des dangers qui menacent directement notre vie. Selon les Quatre Tantras médicaux, le rêve peut donner un signe clair, quand il y a un danger de mort pour le patient. Notre rêve possède le potentiel de prédire ce qui se passe dans notre vie, en particulier dans le cas de maladie.

Rêve du patient		Signification
chevaucher un chat, singe, tigre, renard ou un cadavre	→	piégé par Yama
chevaucher sans vêtements un buffle, un cheval, un cochon, un âne ou un chameau en direction du sud	→	indique la mort
saule avec nids d'oiseaux qui poussent sur sa propre tête	→	piégé par Yama
palmier ou autres arbres épineux qui poussent de son propre cœur	→	piégé par Yama
enlever de son propre cœur une fleur de lotus	→	piégé par Yama
tomber dans le vide	→	piégé par Yama
dormir dans un cimetière	→	piégé par Yama
blessures à la tête	→	piégé par Yama
être encerclé par les corneilles, les fantômes affamés	→	piégé par Yama
personne de naissance inferieure, la peau qui tombe des membres	→	piégé par Yama
entre à nouveau dans l'uterus de la mère	→	piégé par Yama
se noyer en tombant dans un sable mouvant	→	piégé par Yama
être avalé par un poisson	→	piégé par Yama
trouver en abondance du fer / or / argent	→	piégé par Yama
perte dans les transactions commerciales ou perdre dans une dispute	→	piégé par Yama
être poursuivi pour le paiement de nourriture et de divertissement	→	piégé par Yama

aller chercher la mariée	→	piégé par Yama
être nu	→	piégé par Yama
couper ses cheveux ou raser sa propre barbe	→	piégé par Yama
boire de la bière avec ses proches décédés	→	piégé par Yama
être traîné par des proches décédés	→	piégé par Yama
porter une robe ou un ornement de couleur rouge	→	piégé par Yama
danser avec des proches décédés	→	piégé par Yama
dieux, bergers de troupeaux, saints, gens célèbres	→	longévité, santé et prospérité
feu ardent, mer	→	longévité, santé et prospérité
le corps est maculé de sang et de crasse	→	longévité, santé et prospérité
porter des vêtements blancs	→	longévité, santé et prospérité
relever « Phen » ou « Dug » et obtenir des fruits	→	longévité, santé et prospérité
escalader une haute montagne ou le toit d'un bel immeuble	→	résultat positif
un arbre chargé de fruits	→	résultat positif
chevaucher un cheval, un lion, un elephant, une vache ou un boeuf	→	résultat positif
traverser un large fleuve ou la mer vers le nord ou l'est	→	résultat positif
échapper à des conditions misérables	→	résultat positif
vaincre ses propres ennemis	→	résultat positif
recevoir des louanges et la vénération de ses propres parents ou des divinités	→	résultat positif

Interprétation des rêves

1   Division des rêves

Les rêves peuvent être répartis en fonction de différents systèmes. La division des rêves selon les quatre tantras comprend des rêves sains et des rêves malsains :

Thong Voir des souvenirs du passé	Souvenir	Rêves sains
Thö Expériences physiques		
Nyong Expériences physiques		
Sultab Prières et désirs	Etat actuel	
Drubpa Développement spirituel	Partie cachée	
Ned Maladies		Rêves malsains

Lorsqu'on aborde l'interprétation des rêves, il est utile de diviser le phénomène du rêve selon les 3 temps.

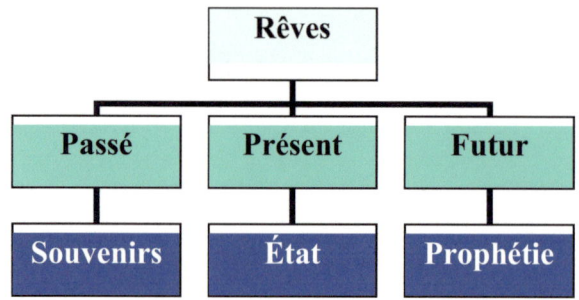

2 Symboles - Langage des rêves

Dans l'analyse des rêves de la Médecine Tibétaine, les symboles des rêves sont attentivement observés. Les rêves contiennent de nombreux symboles qui nous servent d'indications sur notre état de santé. Dans la culture et la philosophie bouddhiste, tout est symbolique dans notre vie quotidienne mais aussi dans nos rêves, car tout est régi par l'interdépendance.

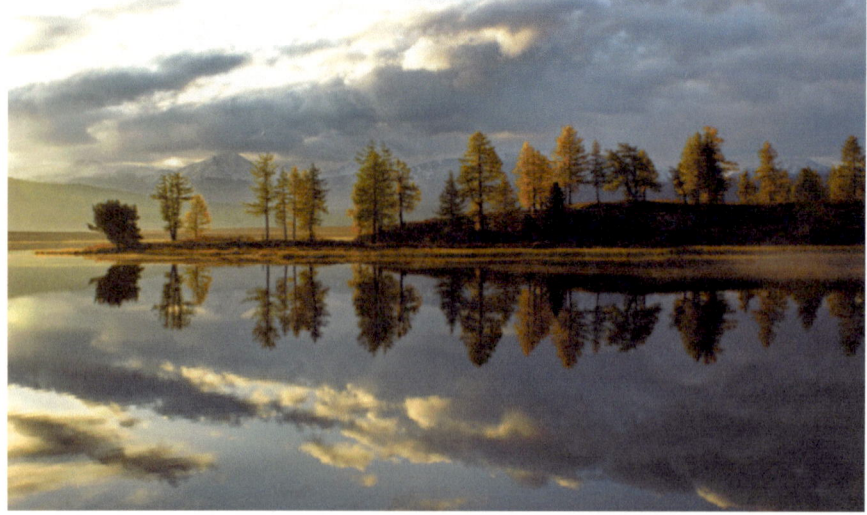

Les symboles des rêves ont des significations différentes et sont importants dans l'étude des rêves. Toutes les anciennes traditions religieuses que sont le bouddhisme, le christianisme, le judaïsme ou le Bœn, ont différents objets symboliques. Dans les différentes nationalités, cultures, sous-cultures et même de personne à personne, nous trouvons différentes valeurs symboliques avec les implications associées.

Dans une perspective plus vaste, il n'existe aucune différence entre les nations, les cultures, les gens et leurs préjugés personnels : tous les êtres humains souffrent des mêmes conditions et la traduction symbolique de ces conditions est toujours la même. Nous pouvons prendre n'importe quel objet, disons de l'eau, nous utilisons tous de l'eau pour boire et se laver, indépendamment des différences de nationalité ou de culture. Tous les êtres humains ont exactement la même idée de la façon d'utiliser l'eau, quand nous voyons l'eau la première pensée est de la boire, puis il pourrait y avoir d'autres pensées comme prendre une douche, laver le linge ou peut-être d'aller se baigner. Ceci est un exemple simple qui nous montre que nous avons tous la même façon de penser. Bien sûr il y a de nombreux objets et rituels qui existent dans le monde. Au Tibet, nous avons des yaks et les tibétains rêvent de la bouse de yack ; en France, vous pourriez rêver de la bouse de vache, mais en réalité la bouse c'est de la bouse ! Selon la philosophie tibétaine dans la vie quotidienne, chaque objet et ses attributs peut être vu comme un symbole, y compris son nom, sa forme, ses fonctions et couleurs. Par conséquent, les rêves symboliques sont très fréquents. À un niveau superficiel, il peut sembler que les symboles du rêve ont une signification personnelle ou culturelle. En fait, le vrai sens du symbolisme du rêve va au-delà des interprétations personnelles et culturelles, et donc au-delà de ces limites. Les symboles dont nous parlons sont là des symboles universels avec la même signification pour toutes les cultures. Habituellement, ils apparaissent comme:

- Symboles de rêve positifs avec significations positives
- Symboles de rêve positifs avec des significations négatives
- Symboles de rêve négatifs avec des significations positives
- Symboles de rêve négatifs avec des significations négatives.

Vous trouverez une liste des symboles et leur signification dans le chapitre « Signification des rêves»

Jusqu'à présent nous avons seulement considéré les symboles de rêve comme un reflet de nos expériences de vie et non dans une perspective plus large. Cependant, les influences des planètes peuvent aussi affecter nos rêves comme le fait notre environnement direct, ainsi que les êtres éthérés et autres influences extérieures. Il est important de réaliser que tous les symboles des rêves ne sont pas significatifs. La plupart des rêves sont des reflets de notre vie quotidienne et de nos expériences passées. Certains rêves sont prophétiques, mais seule l'étude, la pratique et l'expérience vous donnera la possibilité de faire la différence entre les rêves-miroirs, les rêves symboliques et les rêves prophétiques.

Tout d'abord il est important de penser à la saison en cours, à la position pour dormir, et ce que la personne a fait et puis il faut écouter attentivement son histoire et acquérir une compréhension de ses relations avec les autres personnes avant d'analyser son rêve.

Dans le rêve de réflection (rêve-miroir), les symboles occupent seulement une petite partie du rêve. Par exemple, si je rêve maintenant que je m'adresse à vous et soudain je vois un chapeau, puis mon attention revient sur vous, mon rêve sera un reflet de mes expériences avec le symbole du chapeau qui représente une petite partie du rêve. Tout n'est pas symbolique dans un rêve et il est notamment difficile de reconnaître quel objet en particulier est un symbole. S'il y a quelque chose dans votre rêve qui se démarque, une partie du rêve qui est très claire et reste dans votre mémoire, cette partie peut être symbolique. Dans la culture tibétaine on raconte les mauvais rêves pour diminuer leur puissance et on garde secret les bons rêves pour augmenter leur potentiel. Parler des symboles des rêves bloque leur pouvoir bénéfique. Il est conseillé de réciter un mantra de purification comme celui de Vajrasattva, ou un mantra de Bouddha ou de déité comme Simhamukha, Tara verte ou Padmasambhava pour affaiblir la puissance d'un rêve négatif et purifier la sensation qu'il laisse.

3   L'analyse des rêves

Pour analyser les rêves nous devons les voir comme un film. Nous ouvrons le film et nous le découpons en plusieurs séquences. C'est similaire à l'étude de l'anatomie. Ensuite nous le modifions en fonction des différentes divisions. Nous avons complètement ouvert et coupé le rêve pour l'analyser étape par étape. Cela nous aide à comprendre nos rêves. Par exemple, voir le tableau ci-dessous.

Séquence	Lieu	Figure 1	Figure 2	Figure 3	Situation	Emotion	Object	Heure
Analyse	Souvenir	État actuel	Inconnu	Souvenir	Désir	Désir	Inconnu	Matin

Selon ce tableau, nous devons analyser les séquences inconnues afin de comprendre la signification du rêve. Pour les problèmes psychologiques, les souvenirs jouent aussi un rôle important. Certains rêves sont des rêves simples : la plupart du temps ce sont des souvenirs ou nos désirs du moment, ce qui est facile à comprendre et à analyser. Certains rêves sont très mitigés. Il peut y avoir une combinaison de souvenirs, de l'état présent et des morceaux de rêve prophétique. Nous pouvons les appeler « les rêves cocktail ». Il faut plus de temps et d'effort pour les analyser correctement.

Un exemple:

Un rêve symbolique ?

Une jeune fille tibétaine qui vit à Rome a fait un rêve très tôt le matin vers quatre ou cinq heures, dans lequel elle a été au Tibet et il neigeait, tout était recouvert de neige. Il y avait une maison de style tibétain avec un escalier qui montait vers le toit. Son grand-père, un homme très âgé, montait l'escalier et soudain il tomba et elle se mit à crier. Quand elle s'est réveillée, elle a constaté qu'elle avait de vraies larmes qui coulaient et elle ressentait une profonde tristesse.

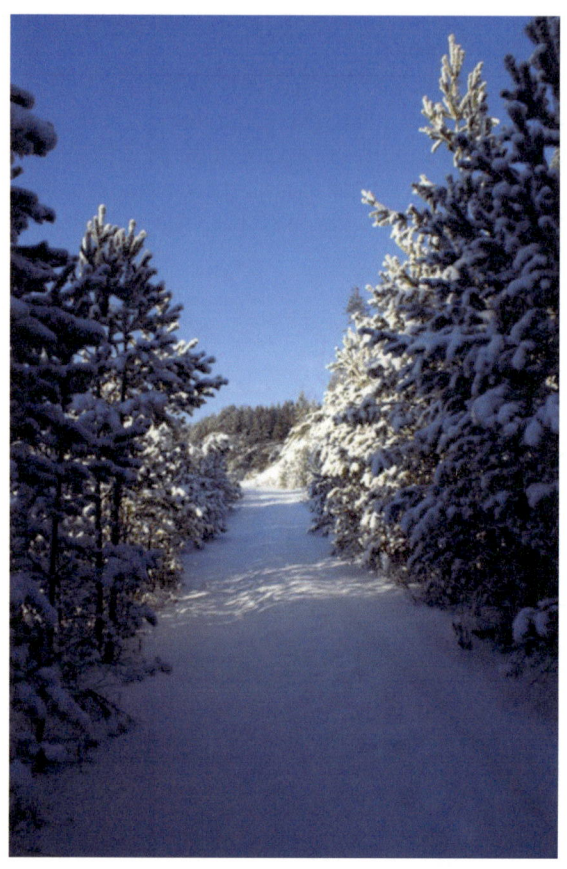

Ce rêve semble être un rêve symbolique, mais il ne l'est pas. Les images de neige, le grand-père, l'escalier et la maison tibétaine semblent être des symboles, mais ces images viennent directement de ses expériences passées, de ses souvenirs. Au Tibet, elle vivait dans une maison comme celle-la, chaque année il neigeait et chaque hiver son grand-père montait les escaliers pour nettoyer la neige du toit et chaque année elle s'inquiétait pour son grand-père.

De ce point de vue le rêve est très clair, la maison, le grand-père, l'escalier, la neige, tous ces éléments sont des souvenirs sauf pour une chose : il est vrai que son grand-père a souvent monté les escaliers et va continuer à le faire dans l'avenir, donc il y a toujours la possibilité que ce rêve devienne un rêve prophétique. Quand cette dame est venue au cours d'analyse des rêves en Italie et m'a raconté son rêve, je n'ai pas pensé que c'était un rêve symbolique, car après l'avoir interrogée sur sa vie au Tibet et en écoutant son histoire, j'ai pu voir que ces événements étaient normaux pour elle et qu'il s'agissait d'images liées à sa vie quotidienne. Plus tard, j'ai eu peur qu'elle pense que c'était un rêve prophétique ; alors je lui ai dit qu'il y avait une possibilité pour que ce soit prophétique mais que plus probablement c'était un rêve de souvenirs de son passé.

4 Liste de contrôle pour l'analyse des rêves

1. Identifier clairement la saison et le moment de la saison dans le rêve, par exemple, début de l'hiver ou la fin de l'automne ?
2. Prenez note de la vraie saison pour associer les cinq éléments externes.
3. Vérifiez la position de sommeil de la personne et si elle utilise des couvertures très lourdes qui peuvent affecter la qualité de son sommeil et du rêve.
4. Pour en savoir plus sur son mode de vie habituel, posez des questions sur le travail de la personne, la famille, les relations avec les partenaires et les amis, ainsi que les expériences quotidiennes.
5. Écoutez attentivement ce qui est important du point de vue de la personne.
6. Écoutez le rêve en gardant en mémoire ce qu'elle vous a déjà dit. Il peut s'agir d'un rêve symbolique s'il y a quelque chose qui se démarque ou semble être une séquence étrange du rêve ou encore si quelque chose est très clair et reste ancré dans la mémoire de la personne.
7. Vérifiez l'heure à laquelle la personne a fait son rêve, afin de faire la relation avec la division du temps des rêves et avec l'humeur correspondante.
8. Informez-vous sur les couleurs dans le rêve.
9. Demandez comment la personne s'est sentie quand elle s'est réveillée ; est-ce qu'il est resté un sentiment agréable, désagréable ou neutre?
10. Identifiez la typologie énergétique de la personne.
11. Expliquez :
    - pourquoi vous pensez que le rêve a été un reflet du quotidien de la personne
    - ou pourquoi vous pensez qu'un symbole du rêve était important dans ce rêve
    - ou pourquoi un rêve était prophétique
12. Si vous pouvez, restez en contact avec la personne pour connaître ses rêves futurs ou les conséquences du rêve qu'elle vous a raconté.

Plus nous discutons sur les symboles des rêves, plus tout devient symbolique ! Le plus important est d'observer soigneusement nos expériences quotidiennes et de les relier avec ce qui se passe dans les rêves. Appliquez ces connaissances dans votre vie quotidienne et utilisez-les dans votre vie professionnelle. Si vous étudiez quelque chose, quoique ce soit, il est important de le mettre en pratique. Faites vos devoirs et analysez au moins dix rêves, en expliquant pourquoi vous pensez :

- Que le rêve est le reflet de votre vie quotidienne
- Ou pourquoi vous pensez que le rêve contient un symbole important
- Ou pourquoi un rêve serait prophétique

L'analyse des rêves

Aperçu des Études des Rêves

Selon la tradition tibétaine, il y a trois façons d'analyser les rêves ou trois sortes d'étude des rêves:

- Le travail du rêve
- La pratique du rêve
- Le yoga du rêve

Le travail du rêve est une approche médicale insistant sur la libération des émotions bloquées qui peuvent causer des maladies.

La pratique du rêve vient de la tradition chamanique. Les objectifs consistent à améliorer le rêve lucide, le rêve prophétique, la voyance et la divination.

Le yoga du rêve découle de l'approche Vajrayana, où l'objectif ultime est la réalisation de Soi (conscience totale) par les techniques de cette méthode.

Le Travail du Rêve

Qu'est ce que c'est le **travail du rêve**?

Le travail du rêve consiste en des exercices de l'esprit pour accéder à l'état de rêve afin d'être en mesure de changer et de guérir. Notre esprit, émotions et canaux subtils sont comme une corde, qui peut se nouer. L'objectif du travail du rêve est de dénouer ces nœuds.

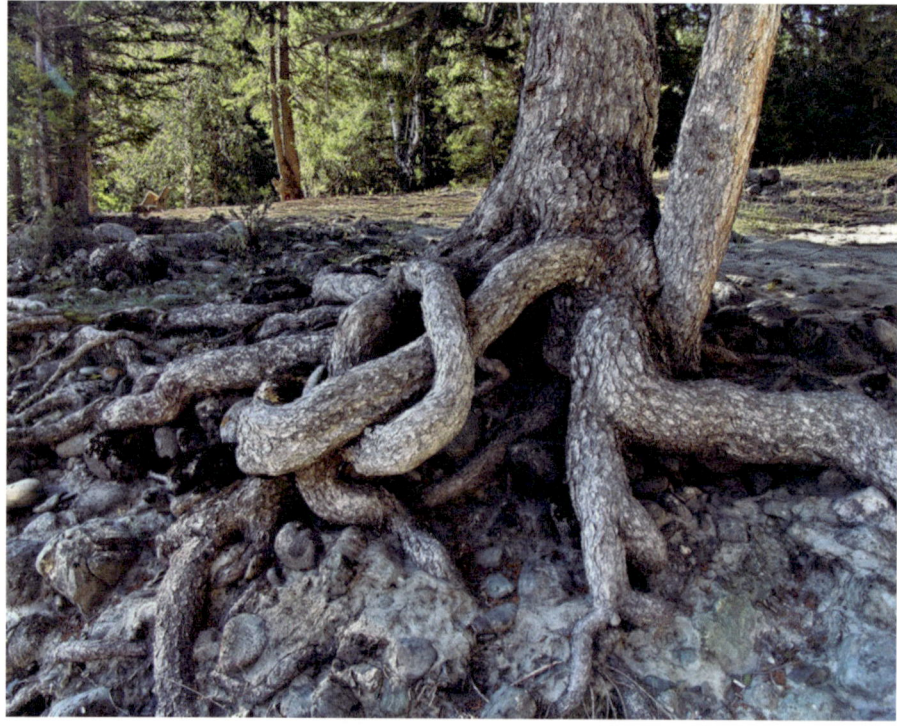

Lors du travail sur les rêves, nous pouvons:
- Débloquer les canaux énergétiques
- Libérer les émotions bloquées
- Prévenir le stress et les tensions ou les éliminer.

- Tonifier les organes

Des techniques générales d'actions sont utilisées, ce qui implique:
- Un travail en groupe
- Un travail individuel

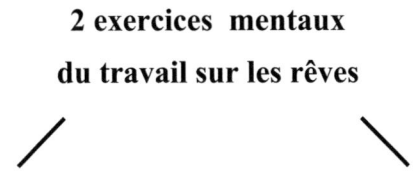

2 exercices mentaux du travail sur les rêves

Parfaite acceptation de soi / **Parfaite confiance en soi**

Acceptation du processus naturel de l'apparition des émotions, sans que l'esprit logique le rejette ou l'interrompe de quelque manière que ce soit.	Comprendre que le soir est créateur de la dimension du rêve ; cela nous donne la capacité de créer ou de modifier nos rêves et les circonstances.

1   Travail thérapeutique en groupe

Lorsqu'on travaille avec des patients, cela peut être un groupe de patients, ou simplement le patient et le thérapeute. Il y a 5 étapes principales dans le travail sur les rêves:

Etape 1

Le patient est allongé ou assis dans une position confortable, un endroit agréable et il est détendu. Il respire profondément, et dans le meilleur des cas, il visualise son corps comme une enveloppe vide et ses canaux vides également.

Etape 2

Le patient s'endort et commence à revivre son rêve déplaisant ou bien son rêve récurrent ; s'il n'arrive pas à s'en rappeler, il faut se focaliser sur un sentiment déplaisant, dérangeant, ou une émotion du même type de sa vie quotidienne.

Etape 3

Tout au long de la narration du rêve, laissez le patient ressentir ses émotions, favorisez l'apparition de ces émotions mais ne le rendez pas trop émotif non plus.

Etape 4

Aidez le patient à libérer son émotion ou son sentiment désagréable en le renforçant positivement de façon progressive.

Etape 5

Le patient se détend et respire profondément, chaque chose qui se manifeste est une illusion. Rien n'est dangereux, rien ne subsiste une fois l'émotion passée.

ATTENTION: Eviter de pratiquer cet exercice avec les personnes qui ont des maladies cardio-vasculaires, une tension élevée ou qui sont très sensibles ou très émotifs. De temps en temps, il faut vérifier le pouls du patient et s'il y a trop de charge émotionnelle, il faut arrêter la pratique.

2   Travail thérapeutique individuel

L'entraînement personnel peut se faire comme une session de méditation. Il comporte 5 étapes:

Etape 1

Se mettre en position de relaxation, assis ou allongé. Respirer par le nez ou la bouche, selon ce qu'on préfère.

Etape 2

Visualiser son corps vide et les trois canaux intérieurs, ensuite, le RS (rlung-sems) circule depuis le chakra du nombril vers le chakra du cœur, ensuite on ressent un sommeil profond, puis le RS va vers le chakra de la gorge, et on commence à rêver.

Etape 3

Voir le rêve et surtout se concentrer sur les émotions, faire apparaître l'émotion perturbatrice.

Etape 4

Libérer cette émotion par les méthodes indiquées.

Etape 5

Lâcher prise, laissez vous aller à la paix et à la relaxation, et respirez profondément. Si une émotion forte apparaît, ouvrez vos yeux et assurez vous que vous êtes juste en train de faire un exercice mental, et qu'il n'y a rien de dangereux.

3   Travail sur les rêves pour libérer les émotions perturbatrices

Emotions	Blocage	Solution 1	Solution 2
Peur Panique Phobie Anxiété Souci Stress Confusion	Energie et canaux	Parfaite confiance en soi	
Tristesse Douleur (deuil) Etre malheureux(ex : le mal du pays) Se sentir abandonné Séparation Solitude Frustration	Energie	Parfaite acceptation de soi	
Se sentir désemparé Se sentir désespéré Se sentir insensible Se sentir impuissant Dépression Impotence Handicap	Energie et canaux	Parfaite confiance en soi	
Embarras (gêne) Conflit Manipulation		Parfaite confiance en soi	
Regret Douleur Choc	Energie	Parfaite acceptation de soi	

Perdu Piégé Humilié			
Colère Haine Jalousie Etre incontrôlable Envie incontrôlable	Energie	Parfaite acceptation de soi	
Engourdissement Folie Obsessionnel/maniaque Culpabilité Peine (tracas) Agacement		Parfaite confiance en soi	
Rejet Léthargie Rage Intolérance Dévalorisation	Energie et canaux	Parfaite confiance en soi	
Déception Insatisfaction Etre désorienté		Parfaite acceptation de soi	

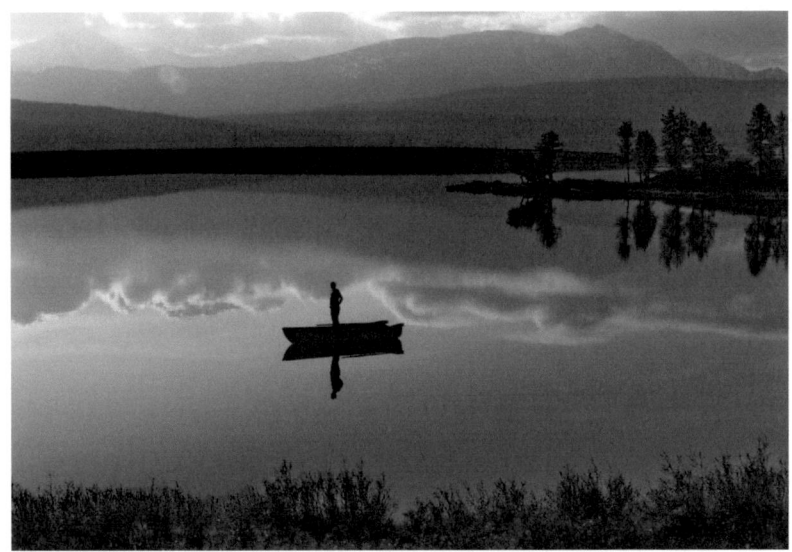

Pratique du rêve

1 Méthodes de la pratique du rêve

La pratique du rêve est une méthode ancienne de manipulation des rêves. Elle vient des traditions shamaniques. Les capacités telles que : le rêve lucide, le rêve prophétique, la voyance, la divination peuvent être développées et améliorées. Grâce à la pratique de la visualisation, l'esprit s'entraîne à la méditation en général. Cette pratique peut être utilisée pour préparer l'esprit au Yoga des rêves proprement dit. A la base de cette méthode, il y a 3 domaines:

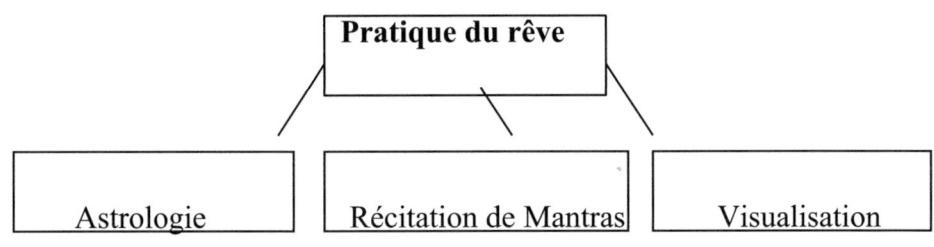

L'astrologie est impliquée car elle permet de déterminer les jours bénéfiques aux pratiques spécifiques, selon les influences des planètes.

Récitations de Mantras: cela signifie travailler avec le son. Les vibrations du son créent une grande possibilité pour atteindre le véritable potentiel de l'esprit.

Une seconde méthode de visualisation dans la pratique du rêve est **la pratique du Cristal,** qui sert de préparation à l'endormissement, avant la récitation du Mantra.

2   Pratique du cristal

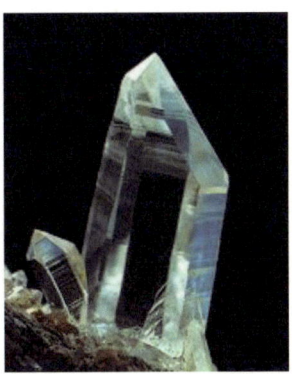

1. *Mémorisez un cristal.* L'image doit être aussi claire que possible. Au début, cela semble difficile de se concentrer sur une image claire, l'image peut être floue, instable. Par exemple, regarder un cristal ou un verre d'eau claire pendant 15 minutes avant de se coucher, cela peut aider à mémoriser cette image. Essayez d'être conscient des 3 qualités du cristal : pur, clair et limpide.
2. *Visualisez votre esprit (ou votre tête) fait de cristal.* Si vous visualisez votre cerveau sous forme de cristal, vous imaginez que chaque extrémité du cerveau est en cristal : à l'intérieur de votre crâne, vous avez un cerveau de cristal. Si vous visualisez votre tête faite de cristal : vous voyez vos yeux, votre nez, vos oreilles, votre bouche, votre peau, vos cheveux, faits en cristal. Tout est en cristal.
3. *Visualisez votre corps en cristal.* Ici, vous imaginez que votre corps est un morceau de cristal brut. Vous n'imaginez pas vos jambes ou votre tronc en détail.
4. Visualisez un seul œil sur votre corps en cristal.
5. Visualisez le corps-cristal recouvert entièrement d'yeux.

NB : vous devez avancer vers l'étape suivante, une fois que l'étape précédente est stable. Si vous avez des problèmes pour mémoriser l'image du cristal, vous devez pratiquer jusqu'à ce que vous ayez une image claire dans votre esprit, avant de procéder à l'étape suivante. Après 5 semaines d'entraînement quotidien de 15 minutes de pratique du cristal, vous devez remarquer des changements comme l'apparition de rêves lucides.

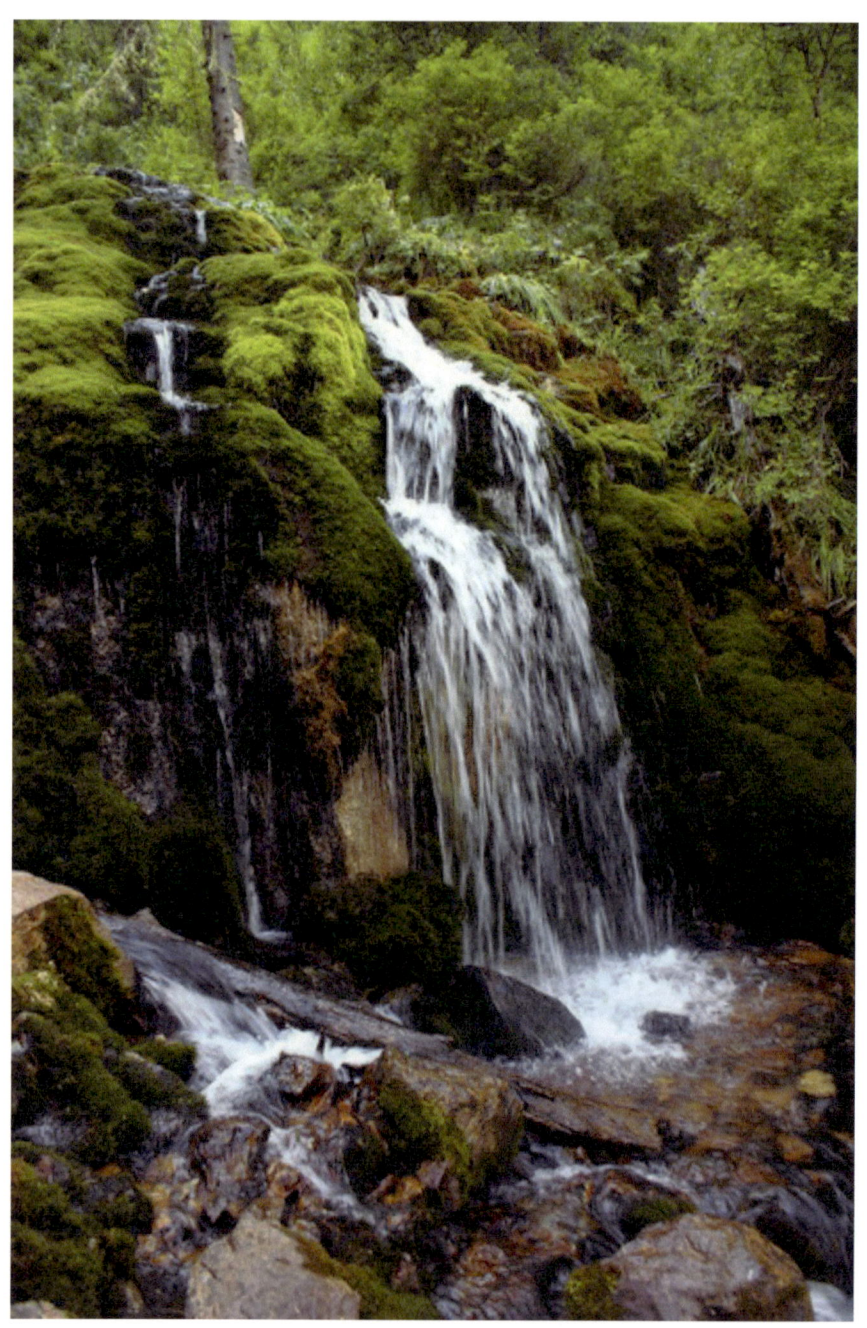

Yoga des rêves

Le premier ouvrage médical mentionnant le yoga des rêves est le *Yuthok Nyingthig*. Il est classé comme l'un des 6 yogas :
1. Yoga du feu divin
2. Yoga de la claire lumière
3. Yoga du transfert de conscience
4. Yoga du corps illusoire
5. Yoga des rêves
6. Yoga du Bardo

Le Yoga des rêves est aussi appelé la « méditation du sommeil », c'est l'une des plus importantes écoles de l'étude de l'esprit dans la tradition tibétaine Vajrayana. Dans le yoga des rêves, les exercices de l'esprit sont utilisés pour développer les capacités du cerveau au moyen du *rLung* subtil, ou énergie des éléments subtils. Grâce à cela, on obtient une compréhension totale de notre propre nature, afin de créer une conscience complète de la nature de l'esprit. L'entraînement individuel inclut l'entraînement aux rêves lucides et l'entraînement à la méditation.

Une fois qu'on a réalisé le yoga des rêves, la vision de la vie et de la mort est comprise selon les divisions du Yoga des rêves :

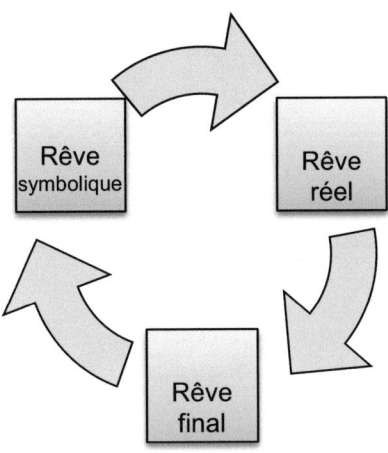

Le rêve symbolique se réfère au rêve logique, c'est à dire que le rêve possède sa propre logique qui est considérée de la même façon que la logique de la vie. En fait, la vie elle-même est considérée comme un rêve illusoire - le vrai rêve quotidien. Ainsi, le rêve final fait référence à la mort irréelle/irréaliste.

1 Texte original sur le Yoga des rêves, extrait du Yuthok Nyingthig

Première partie: pratique de la journée

Pendant la journée, en mangeant, en s'habillant, en marchant, en s'asseyant, en dormant, à n'importe quel moment de la journée, vous imaginez que vous êtes en train de dormir et que vous rêvez. Pensez que tout est un rêve et que tout est illusion. Dites-le aussi à haute voix.

Deuxième partie: pratique avant de dormir

Avant de dormir, visualisez dans votre chakra de la gorge, au centre, une fleur de lotus blanche à 4 pétales. La conscience primordiale du gourou Amitayus en union, de la taille de *wanzon*. Dans son cœur, il y a un A ཨ de corail. Sur les quatre pétales du lotus, les syllabes A Nu Ta Ra se tiennent droites, de la couleur de votre choix.

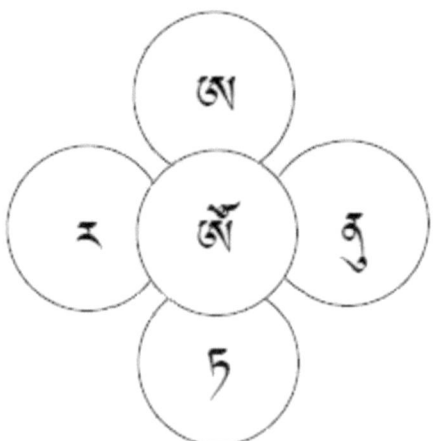

La parèdre s'offre dans la félicité. Formulez la prière d'être capable d'attraper votre rêve et demandez de pouvoir être conscient dans le rêve, capable de transformer votre rêve, capable d'éviter les peurs dans le rêve, et capable de comprendre la vérité dans le rêve. Après cette prière, venant du corps du gourou, une lumière rouge irradie, comme le soleil levant, et élimine tous les mauvais karmas et les "provocations" du corps. Votre corps est rempli de lumière rouge. Ensuite la lumière irradie au-delà du corps. Tout l'espace devient une terre pure et les êtres sensibles deviennent des dakas et des dakinis. La lumière s'offre à tous les Bouddhas et les Boddhisattvas. La lumière ensuite revient vers le cœur du gourou et le A ཨ྅ se met à briller de lumière et de couleur. Concentrez votre esprit sur cette image. Comme si vous vouliez faire rentrer un fil dans le chas d'une aiguille. Juste avant de dormir vous devez vous rappeler de cela 21 fois.

Troisième partie: Attrapez le rêve.

Si vous vous êtes endormi en conscience, vous serez capable d'attraper le rêve ; Si vous ne pouvez pas l'attraper, à cause d'une dévotion trop faible, ou d'un mauvais karma trop lourd, ou que vous manquez de courage, de désir et d'efforts ; alors il faut renforcer votre attention, prier plus intensément et profondément. Si vous répétez tout cela plusieurs fois et que vous n'arrivez toujours pas à attraper votre rêve, alors, visualisez votre gourou dans votre chakra de la tête, de la gorge ou du cœur ou dans votre chakra du nombril ou de la base. Vous pouvez faire bouger votre visualisation dans les différents chakras.

Si vous vous réveillez après avoir attrapé le rêve, n'ouvrez pas les yeux, gardez vos yeux fermés et soyez conscient et détendu. Avec le temps, vous arriverez à surmonter ce problème.

Quatrième partie: transformations du rêve.

Une fois que vous avez une base stable pour attraper le rêve, vous devez faire la pratique de purification, de multiplication et de transformation. Après cela, vous pourrez attraper le rêve à n'importe quel moment et votre expérience de reconnaissance du rêve devient stable. Pendant la journée, imaginez que vous êtes dans un rêve et que toutes les expériences dont vous avez besoin se transforment. « Le feu du rêve ne me brûle pas, l'eau du rêve ne me mouille pas, je ne tombe jamais de la falaise d'un rêve. » Vous imaginez que vous pouvez faire tout librement. Vous pratiquez la même méditation avec les animaux sauvages et les esprits : les animaux sauvages du rêve ne peuvent pas vous attaquer, les esprits d'un rêve ne peuvent pas vous faire de mal. Faites cette pratique constamment. Même avant de vous endormir, vous devez continuer cette méditation. Lorsque vous attrapez le rêve, vous pouvez faire tout ce que vous faites durant les exercices de la journée. Si vous imaginez un animal qui vous attaque dans la journée, vous pensez profondément que c'est un animal d'un rêve et qu'il ne peut pas vous attaquer. Donc rien ni personne ne peut vous faire de mal. Si vous voyez l'animal dans le rêve, c'est exactement la même chose.

Eléments

Comme dans la journée, tout ce que vous voyez ou expérimentez, vous pensez que c'est un rêve. Et dans le rêve, vous devez être persuadé que vous pouvez faire tout ce que vous voulez. Imaginez que l'eau se transforme en feu, que le feu se transforme en eau. Vous pouvez modifier les objets comme vous voulez. Vous pouvez les multiplier de 100 à 1000 fois. Si vous voyez des êtres sensibles, vous imaginez qu'ils sont votre déité, et vous multipliez cette déité, d'un à l'infini.

Soumettre les démons

Soumettre les démons pour les *gelpo hayagriva,* pour les *za vajrapani,* pour les *naga nagaraksha.* Ainsi vous pouvez visualiser les antidotes. De la même façon, pour un chien, visualisez un loup, pour un loup, visualisez un tigre, pour un tigre, visualisez un lion etc. Donc si voyez un autre animal, vous pouvez toujours visualiser un animal plus fort qui pourra conquérir le précédent.

La Terre Pure

Vous pouvez visiter n'importe quelle Terre Pure, celle de votre choix et vous pouvez écouter l'enseignement de tous les Bouddhas que vous souhaitez. Chevaucher le soleil et la lune pour visiter les 4 continents. Si vous souhaitez rendre visite à quelqu'un, transformez-vous en oiseau et aller lui rendre visite. Si votre rêve n'est pas clair, vous devez être plus concentré, plus attentif avant de dormir. L'esprit doit être fortement concentré, avant de dormir, faites une visualisation puissante. Imaginez-la plusieurs fois. C'est comme cela que le rêve deviendra de plus en plus clair. A la fin, vous réussirez votre pratique.

Pratique du Yoga

Même si vous avez attrapez le rêve et que vous êtes néanmoins faible dans le domaine de la transformation, cela signifie que votre pratique du *rLung* est insuffisante. Dans ce cas, la pratique de *Bumpachen* est importante. Lorsque vous visualisez les chakras, vous devez y placer votre *rLung* et votre conscience. Si vous n'arrivez pas à entrer dans la terre, dans le rêve, pendant la pratique du yoga, vous devez ancrer votre énergie vers le bas. Si vous n'arrivez pas à voler dans le rêve, vous devez pousser votre *rLung* et votre conscience vers le haut. Si vous n'arrivez pas à voler horizontalement, vous devez pousser votre *rLung* et votre conscience dans cette direction.

2   Préparation de la pratique

1. le lieu

- calme, le mieux est à la campagne, sans animal domestique dans la maison si possible.
- température normale, ni trop chaud, ni trop froid.
- endroit sombre, pas trop de lumière
- pas d'obstacle, ne faites aucune activité pendant la retraite.

2. l'esprit et le corps

- détendu, ne pas travailler, ne pas s'inquiéter, vous pouvez faire un yoga relaxant ou des mouvements de détente.
- laissez votre corps et votre esprit au repos
- ne lisez pas d'autres livres, ni de journaux, ni d'histoires.
- ne regardez pas la télé, n'écoutez pas la radio.
- pas de contact sur internet ou par téléphone. Tout cela peut influencer vos rêves.

3. nourriture

- nourriture légère, soupes, légumes cuits. Les aliments lourds affectent les rêves.
- boire moins, trop de fluides affecte les rêves.
- pas d'alcool, pas de drogue, pas de vitamines ni de boissons sucrées.
- évitez le thé et le café, cela entraîne de l'insomnie et influence vos rêves.

4. Moment

- journée, toute heure est bonne pour le yoga des rêves.
- avant de dormir
- quand vous avez sommeil.

3   La pratique du Yoga des rêves

Avant de dormir, vous devez faire les respirations de purification, assis dans la posture en 7 points.

རྣམ་སྣང་ཆོས་བདུན

Posture Vairocana méditative en 7 points

1. Assis jambes croisées, si possible, position du lotus complet.
   Equilibre le ® descendant .
2. Gardez la colonne droite, comme un empilement de pièces d'or.
   Equilibre le ® qui accompagne le feu.
3. Fermez les poings en vajra et pressez les sur l'aine.
   Equilibre le ® descendant.
4. Posez la langue sur le palais juste derrière les dents.
   Equilibre le ® qui soutient la vie.
5. Redressez les épaules comme les ailes d'un aigle, en plaçant les bras alignés et verticaux.
   Equilibre le ® omni-pénétrant.
6. Le menton est légèrement rentré, comme un cygne.
   Equilibre le ® ascendant.
7. Porter le regard vers le bout du nez, ou dans l'espace en face de vous.
   Equilibre le ® qui soutient la vie.

Canal droit རོ་མ (roma)	Canal Central དབུ་མ (uma)	Canal Gauche རྐྱང་མ (kyangma)
Colère/Haine	Attachement/Désir	Ignorance/Illusion
Feu	Vent	Eau et Terre
Rouge	Bleu	Blanc
Solaire	Neutre	Lunaire
Bile	Vent	Phlegme
Serpent	Coq	Cochon

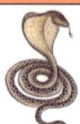 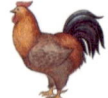 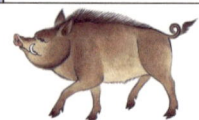

Respirations préliminaires - Expulser l'air vicié

Asseyez-vous et observez la posture méditative en 7 points. Visualisez votre corps comme une coquille lumineuse vide. A l'intérieur il y a 3 canaux. Le canal central est bleu, celui de droite rouge et celui de gauche blanc. Les 2 canaux latéraux rouge et blanc commencent aux narines et s'allongent parallèlement au canal central. Tous les trois se rejoignent à 4 doigts sous le nombril. Le canal de droite est relié à l'énergie solaire, l'émotion de la colère, l'humeur de la bile issue de l'élément feu. Le canal de gauche est relié à l'énergie lunaire, l'ignorance et l'illusion, l'humeur du phlegme issue des éléments terre et eau. Le canal central est relié à l'énergie neutre, ainsi qu'à l'émotion de l'attachement et à l'élément vent. Les « toxicités » du canal droit, gauche et central sont symbolisées respectivement par un serpent, un cochon et un coq. Ils représentent les 3 poisons de l'existence conditionnée, causes primaires de nos souffrances. Maintenez-vous un moment dans cette visualisation d'une dimension pure du corps. Pour toutes les positions suivantes des mains, les pouces appuient la base de l'annulaire formant ainsi le poing vajra.

1 - Fermez votre narine gauche avec votre index gauche. Inspirez : l'index droit accompagne l'air inspiré d'un geste circulaire. Inspirez à travers la narine droite une lumière pure sous forme d'un arc-en-ciel à 5 couleurs. Cette lumière descend à l'intérieur du canal droit. Elle est accompagnée par le mouvement du doigt droit descendant le long de la poitrine. Quand le doigt a atteint le niveau du nombril, tournez la main vers le haut (index tendu horizontalement) et conduisez l'énergie en remontant par le canal gauche. Quand le doigt droit atteint le niveau de la narine gauche, libérez la main gauche de la narine gauche et fermez la narine droite avec le doigt droit. Expirez sous forme d'une fumée rouge toutes les impuretés de bile et de colère.

2 - Inversez le processus en inspirant à travers la narine gauche, tout en descendant le long du canal gauche, et en remontant par le canal droit. Libérez le doigt droit de la narine droite quand le doigt gauche arrive au même niveau que le doigt droit. Fermez la narine gauche avec le doigt gauche en expirant, libérant comme une fumée grise toute l'ignorance l'illusion et les déséquilibres du phlegme.

3 - Inspirez avec les deux narines, en guidant l'énergie des deux mains (index tendus) d'un mouvement accompagnateur. Respirez la lumière purificatrice à travers les deux canaux. Quand les mains atteignent le niveau du nez, expirez en chassant comme une fumée noire tout attachement et déséquilibres du vent.

Ces trois respirations constituent un cycle.

Répétez le cycle trois fois pour faire au total 9 respirations. A la fin des 3 cycles, pratiquez la récitation vajra en respirant au moins sept fois. Inspirez avec le **OM blanc**, faites la rétention d'air sur un AH rouge et expirez avec le HUNG bleu.

Les quatre étapes de la pratique

En général, la procédure du yoga des rêves inclut 4 points :
1. position du corps
2. moment
3. lieu
4. visualisation

1.   La position du corps doit être : couché sur le côté droit, le bras gauche le long du corps, et le petit doigt de la main droite qui vient boucher la narine droite.

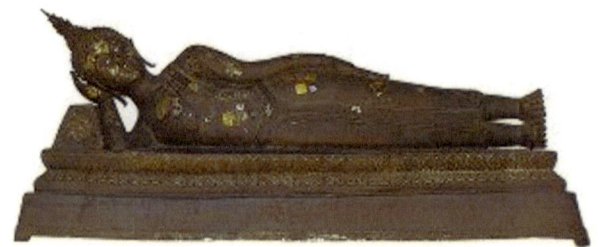

2.   pour le yoga des rêves, nous utilisons le moment du sommeil. Normalement quand les étoiles brillent, nous sommes prêts à aller au lit, énergétiquement. C'est le signe que notre énergie lunaire commence à circuler dans nos canaux : c'est le moment idéal pour le yoga des rêves.

D'un point de vue énergétique, dormir dans la journée n'est pas une bonne chose pour la santé. Mais pour la retraite du yoga des rêves, on peut s'entraîner et dormir dans la journée.

3. L'endroit de la visualisation est le chakra de la gorge. En premier, il faut essayer ainsi car il s'agit de la porte des rêves. Cela nous aide à mieux attraper les rêves. Mais quelques personnes ont des difficultés à visualiser au niveau du chakra de la gorge. Ces personnes peuvent visualiser au niveau du chakra de la tête ou du cœur.
4. Il s'agit de la visualisation des mantras dans les chakras. (voir ci dessous).

4 Les quatre processus de la pratique du Yoga des rêves

La séquence de la visualisation du Yoga des rêves est appelée « les quatre stades ou processus de la pratique du Yoga des rêves ».

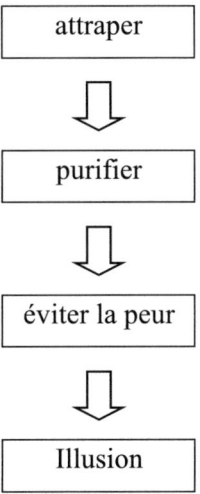

Attraper

Commencer le yoga des rêves c'est en quelque sorte : « entrer dans la maison du yoga des rêves ». L'entrée dans cette maison du yoga des rêves s'appelle : « attraper le rêve », ce qui signifie être conscient qu'on est en train de rêver pendant que l'on rêve. Il y a plusieurs méthodes pour attraper le rêve:

- Méditation sur le corps vide et les canaux vides.
- Dormir avec une respiration consciente et douce.
- Augmenter la volonté d'attraper le rêve en se concentrant sur cette pensée.

- Visualisation d'une petite boule blanche ou rouge (en tibétain *thigle*).
- Visualisation d'une syllabe ou d'une lettre.
- Mantra de récitation

Un mantra que vous pouvez réciter avant de dormir **Om A Nu Ta Ra**. Réciter ce mantra le plus possible, jusqu'à l'endormissement.

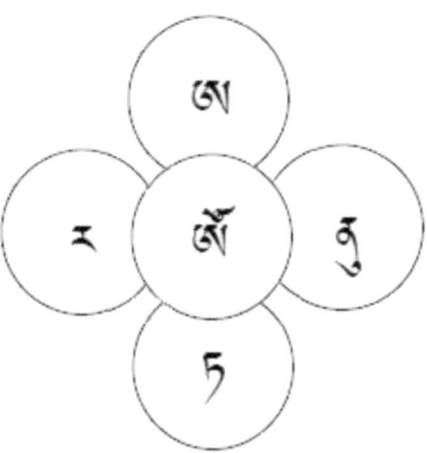

Grâce à la **visualisation**, l'esprit se concentre sur la pureté et la clarté pendant la méditation.

Une des méthodes associée à la récitation du Mantra ci-dessus est de visualiser une petite lumière rouge dans la gorge ou dans le cœur. La lumière peut être visualisée comme une petite boule ou si c'est plus facile, on peut visualiser le corps entier empli de lumière rouge.

Une méthode générale simple pour attraper le rêve plus facilement, c'est d'imaginer pendant la journée que vous êtes dans un rêve, que tout est un rêve, et de faire cela très souvent dans la journée. On peut faire cet exercice à tout moment de la journée, avec n'importe quelle activité. Le plus souvent vous ferez cet exercice dans l'état réveillé, le plus vous aurez de chance de réussir à reconnaître le rêve dans l'état de sommeil, pendant que vous rêvez. Le plus important c'est de pratiquer sans discontinuer.

Purifier

Après avoir attrapé le rêve, le stade suivant est de **purifier** le rêve avec diverses méthodes : Transformation, Multiplication, Voyage « astral ».

Lorsqu'on pratique l'exercice de la Transformation, il est important d'avoir libéré son esprit de toute forme de logique. Parce que le but de cet exercice est de casser, réduire l'esprit logique et d'éliminer la cause de tous les problèmes. La logique est la cause principale des conflits, des problèmes et des tensions. Pour chaque émotion que nous éprouvons, nous avons une raison logique. Cette raison est la conséquence de causes et d'effets reliés à une logique. Le but de cette pratique est de rendre possible l'impossible. Avec cet exercice, rien n'est impossible. Parce qu'en réalité, rien n'a d'identité propre. Tout dépend de nos pensées. Tout est une création mentale. Toutes les existences se basent sur nos pensées et nos croyances ; alors si notre esprit change, tout change. C'est cela qui est créateur de tout.

La Transformation se fait en deux étapes.

- Etape 1: Pendant qu'on rêve, on doit essayer de se transformer en quelque chose de différent. On appelle cette étape : la transformation du sujet.
- Etape 2: Essayer de transformer tout objet que l'on voit en quelque chose de différent. On appelle cette étape la transformation de l'objet. Il est plus facile de commencer avec un petit objet, par exemple : transformer un stylo en fleur, ou une tasse en bouteille. Au début il est plus facile d'utiliser des formes et des tailles similaires. Puis transformer des objets petits en objets plus gros progressivement, par exemple une pierre peut être transformée en maison, une maison en montagne. De la même façon, un gros objet peut être transformé en un objet moyen, puis plus petit. Par exemple transformez une table en graine de moutarde. On peut aussi transformer les couleurs. Le blanc en noir, le noir en blanc. Puis les autres couleurs selon votre imagination.
-
- La Multiplication : on pratique cet exercice de la même façon, en premier avec le sujet. On multiplie le nombre « soi ». On commence avec des petites quantités, puis de plus en plus nombreux. Par exemple au début, on passe de 1 à 2, puis 2 à 4, puis 8, puis de 10 à 20, 30, etc, jusqu'à la centaine et plus. Une fois que les centaines sont stables, on peut ajouter les

milliers. Si c'est difficile de se multiplier soi-même, on peut commencer par multiplier les objets, puis on continue avec soi-même.
- deuxième étape: on multiplie les objets. Au début on utilise des petits objets, puis des objets moyens puis des grands objets.
-
- Voyage « astral » : signifie qu'on arrive à dépasser les concepts logiques de distance et de temps. L'exercice est de se déplacer d'une pièce vers l'extérieur de la pièce, puis de s'imaginer à l'extérieur de la maison, d'un côté et de passer de l'autre côté, puis dans une autre ville, un autre continent puis de sortir de la planète, dans les étoiles, puis dans les Terres Pures. Dans les terres Pures, on peut imaginer toutes les directions. A l'est, la dimension du Vajra, au sud la dimension de Ratna, à l'ouest la dimension du Padma, au nord la dimension du Karma. Au centre, c'est la dimension du Bouddha.

Eviter la peur

C'est la troisième étape, après cela, le rêve est purifié. Cela peut se voir aux signes suivants:

- Méthode de méditation illusoire: nous savons que tous nos rêves sont juste le produit de notre esprit. Rien n'existe en dehors de notre esprit. Ainsi, toutes les manifestations sont illusion, tout comme nos pensées. Les pensées proviennent de notre esprit et la nature pure de notre esprit *est* la vacuité.
- L'antidote de l'Interdépendance: ici, nous devons rechercher la « première » cause. La cause primaire, la cause secondaire, le résultat. Il faut donc trouver l'effet produit par la cause.
- L'interdépendance adverse: à partir du résultat, nous devons remonter la chaîne des causes et des effets. A partir de l'effet, il faut retrouver la cause.

Illusion

Ensuite, on atteint l'illusion lorsqu'on comprend que tout ce qui est dans le rêve est juste une projection de notre propre esprit, et donc une illusion. Si nous sommes conscients de la vraie nature de l'esprit à l'intérieur de notre rêve, nous pouvons la voir également lors de l'état réveillé. Dans le rêve, il n'y a pas de séparation entre le sujet et l'objet. Autrement dit, il n'y a pas de différence entre l'esprit et la matière. La nature de toute chose qui se manifeste dans le rêve, les couleurs, les formes, les odeurs, les sons, ce que l'on touche, ce qu'on goûte, rien n'est différent de l'esprit lui-même. Le terme tibétain est *nangsem yerme*, la non-séparation de l'apparence et de l'esprit. Donc, le rêve est illusion à 100%.

Retraite du Yoga des rêves

Lorsque vous êtes en retraite, vous pouvez pratiquer le yoga des rêves dans le cycle du jour et de la nuit.

Conseils rapides:

DÉROULEMENT D'UNE **JOURNÉE** DE YOGA DES RÊVES

- être conscient/attentif, imaginer que tout est un rêve à chaque instant, lorsqu'on médite, lorsqu'on mange, lorsqu'on nettoie, se lave, travaille...
- Méditer sur le corps illusoire, imaginer à chaque instant que le corps est illusoire. Parfois, regardez dans un miroir et parler à votre image. Votre image est un exemple parfait de votre corps illusoire.
- de temps en temps, récitez le mantra.
- faire l'exercice de respiration en comptant et en visualisant les couleurs :

Respiration	**inspiration**	**retenue**	**expiration**
compter jusqu'à	4	4	4
ou compter jusqu'à	4	3	5
Visualiser	blanc	rouge	Bleu

Pendant cet entraînement, vous devez vous concentrer puis vous reposer ou vous détendre, et ensuite vous concentrer à nouveau. Il ne faut pas se concentrer trop longtemps. C'est très important d'associer la concentration et la relaxation quand vous jouez du piano ou que vous conduisez une voiture. Vous êtes concentré partiellement, pour éviter les accidents, mais vous êtes partiellement détendu pour pouvoir conduire longtemps.

DÉROULEMENT DE LA PRATIQUE DU YOGA DES RÊVES **LA NUIT**

1. Méditez sur le corps vide et les canaux vides.
2. Visualisez une lumière rouge au niveau de la gorge à l'intérieur du canal central.
3. Récitez (chantez) le mantra: Om Ah Nu Ta Ra
4. Mettez vous en position pour dormir : dans la position du Lion ou la position du Bouddha.
5. Faites un rappel mental : vous êtes en train de faire le yoga des rêves, vous voulez "attraper le rêve"
6. Concentrez-vous sur la lumière rouge, puis reposez-vous et concentrez-vous sur la respiration, en alternance (marche/arrêt).

Arrêtez la méditation au bout de 20 minutes

5   Les 5 sagesses primordiales

ཡེ་ཤེས་ལྔ་ལྡན་ (ye shes lnga ldan)

Ici, on va parler de l'embryologie selon l'anatomie subtile. Cela va nous permettre d'expliquer comment notre pratique spirituelle est reliée avec notre nouveau corps. En fait, notre corps se développe et naît dans l'état de complète réalisation. Après la naissance, il ne tient qu'à nous de l'utiliser ou pas. Habituellement, la période prénatale se divise en 10 périodes pendant lesquelles différentes énergies R *rLung* interviennent et auront une influence sur la future vie de l'enfant.

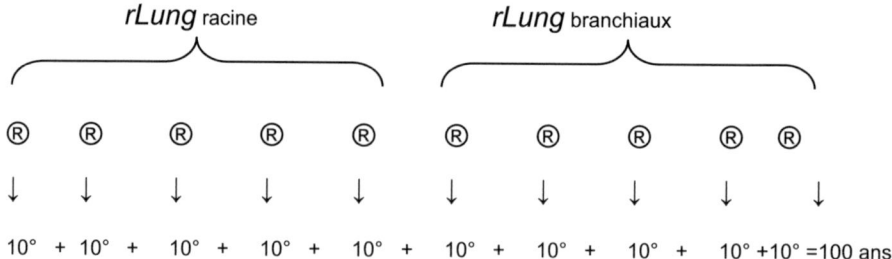

Lors de ces périodes, la conscience fait l'expérience de plusieurs types de la conscience primordiale qu'on appelle ཡེ་ཤེས་ལྔ་ (ye shes lnga) : les 5 sagesses.

Ce sont les qualités ou les états de la nature de notre esprit, elles sont aussi les qualités de sagesse des 5 Bouddhas. Ce sont les 5 sagesses que nous devons accomplir afin d'atteindre l'éveil spirituel. On dit que depuis le début l'être humain a la graine de la réalisation.C'est ici qu'on explique comment ces 5 sagesses font partie de nous dès la naissance naturellement. སྔོན་བྱང་ (sngon byang) cela signifie complètement pur. La nature de notre esprit depuis le début est complètement pure.

(nyam nyid yeshe) sagesse de l'équanimité	Toute vision dualiste est dissoute et parfaitement harmonisée : légère et sombre, gauche et droite, masculin et féminin, samsara et nirvana, tristesse et bonheur- ils sont tous les mêmes, sans conflit aucun. Dans cette sagesse là, on n'analyse pas ce qui négatif et ce qui est positif, parce que toutes les choses ont la même nature. C'est pour cela qu'il est important de ne pas considérer cela comme une philosophie uniquement. Il est important de le mettre en pratique. En fait, la tradition Vajrayana est probablement une des plus vieilles traditions qui ne fait pas de différence entre un homme et une femme. Dans l'embryologie, lorsque le sperme entre dans l'ovule, le soleil mange la lune. C'est l'énergie du soleil, *nyam nyid*.
(chö ying yeshe), sagesse de l'état de dharma primordial	C'est comme l'aspect des atomes qui bougent dans l'espace. Cet espace s'appelle *ying*. *Chö ying* signifie espace non créé. Il y a une énergie dans l'espace, qui est de l'espace non formé, la base de l'existence, comme les atomes en science. La physique quantique établit que certaines énergies n'ont jamais été crées, mais pourtant elles existent. C'est très proche de ce *chö ying*.
(sor tog yeshe), sagesse de la conscience de l'individualité (du soi)	Si on regarde dans un verre d'eau le reflet de la lune, il est parfait. *Sor tog* signifie « individuellement », un par un. En général, on a un esprit qui est en paix. Lorsque l'on médite, tout devient totalement parfait. Une fois qu'on a vu la perfection globale, on doit regarder individuellement. Puisque l'esprit est parfait, tout phénomène est parfait. Lorsque l'on commence à juger, tout s'écroule. Cette sagesse dit que tout ce que nous percevons est parfait en soi. La couleur d'une pièce peut être modifiée si on change la couleur de la lumière. A cause des circonstances ou des causes secondaires, tout peut se manifester. Mais quoi que ce soit, cela est parfait.

(cha drub yeshe), sagesse de l'accomplissement	Le monde est parfaitement accompli : le travail des 8 consciences est parfaitement complété. Il n'y a pas de conflit de soi, ni de blocage.
(me long yeshe), sagesse du miroir	Le pouvoir de l'esprit est comme un miroir parfaitement clair. Il peut refléter toutes les choses. Si on regarde dans le miroir, il n'est pas nécessaire de juger. Le pouvoir du miroir reflète sans attachement, ni agression. Nous avons une parfaite conscience sensorielle (des 5 sens). C'est la conscience parfaite de l'objet. Rien ne revient ni n'analyse, ni ne juge. Nous avons cette qualité, mais pour en faire l'expérience nous devons ouvrir les trésors de la méditation. *Me long tawa* est la conscience parfaite, *rig pa*. La cause de toutes les maladies étant *ma rig pa*, la conscience non parfaite. *Ma rig pa* génère les 3 poisons.

Ces explications sont issues de la tradition tibétaine du Vajrayana ; la plupart du temps, le Bouddha est assis sur une fleur de lotus. A l'intérieur de cette fleur, il y a un disque de soleil et un disque de lune qui représentent les deux premières sagesses. La signification de cela est le commencement de la vie. La fleur de lotus symbolise la pureté. Même si une mère mange de la nourriture impure qui donne son énergie au foetus, l'enfant lui, reste pur. L'enfant est comme la fleur de lotus, elle pousse dans la boue sale. Tous les hommes et toutes les femmes sont nés d'un lotus, nous avons tous l'énergie solaire et l'énergie lunaire, les deux sagesses du miroir *me long* et de l'équanimité *nyam nyid* à l'intérieur de cette pureté.

6 Pratique de création
Visualisation du Bouddha de Médecine

Visualiser une fleur de lotus, et dessus se trouvent un disque de lune et un disque de soleil. Au centre de la fleur il y a la syllabe Hung. C'est le symbole de la troisième sagesse, *sor tog ye shes*. Maintenant vous êtes prêt à grandir avec plaisir. Vous vous focalisez sur la syllabe et dites Hung. Et ensuite, vous expérimentez la transformation en Bouddha de Médecine. Votre corps est modifié, transformé. Chaque partie de votre corps est parfaite. La couleur est celle du ciel bleu profond. Vos organes sensoriels, vos cheveux, tout est parfait. Energie parfaite et canaux grandissent à l'intérieur de vous. C'est la sagesse de l'accomplissement *cha drub ye shes*. Parfait comme le Bouddha de la Médecine. Ensuite la pratique de purification commence. Concentrez votre esprit et visualisez-vous en Bouddha de Médecine. Récitez le mantra du Bouddha de Médecine et visualisez la lumière qui irradie depuis votre coeur vers toutes les directions et qui purifie l'univers.

C'est la sagesse de l'état de Dharma, chö ying ye shes.

		me long ye shes	nyam nyid ye shes	sor tog ye shes	cha drub ye shes	chö ying ye shes
Espace →	fleur de lotus →	lune →	soleil →	syllabe racine →	Bouddha →	radiance

Cette visualisation utilise un aspect psychologique : les expériences négatives de l'enfance peuvent entraîner des blocages qu'on peut résoudre en se recréant un soi avec un corps de lumière. De cette façon, le corps devient ce qu'il était à l'origine. La même méthode est utilisée pendant les pratiques de visualisation du bouddhisme tibétain. Le deuxième aspect : pourquoi on se visualise sous la forme d'un Bouddha ? Parce que nous avons en nous cette qualité de bouddhéité. On peut développer et utiliser cette énergie pour aider les autres. Si on est conscient de cette qualité en nous, on peut atteindre la réalisation spirituelle. L'idée de base, c'est que rien n'est externe, tout est interne. Dans l'ANATOMIE SUBTILE, il y a différentes explications sur comment atteindre cette réalisation. Mais ce qui est important, c'est d'abord de trouver un bon équilibre. Un équilibre sain de base signifie un esprit stable et normal. Souvent, l'esprit est empli de confusion, ce qui apporte des quantités de problèmes : par exemple des dépressions. Lorsqu'on a atteint l'état d'esprit calme et stable, on peut commencer à parler de réalisation spirituelle.

Méditation simple du Bouddha de Médecine pour calmer et « attraper » son esprit.

Etape 1

Regardez un petit objet, une pierre ou une plante et ensuite l'image du Boudha de Médecine. Ou bien concentrez vous simplement sur votre respiration. Soyez conscient de votre respiration.

Etape 2

Visualisez-vous vous-même sous forme de Bouddha de Médecine, avec le mantra HUM ou HUNG. Imaginez clairement que chaque partie de votre corps est remplie de lumière, et imaginez l'union du vide et de l'apparence.

Etape 3

Au centre du chakra du Coeur, il y a une syllabe HUM qui est entourée du mantra du Bouddha de médecine. Il commence à irradier de lumière. Cette lumière est offerte aux Bouddhas et aux êtres éveillés. Ensuite, la lumière part vers l'univers et élimine le mauvais karma et l'énergie négative de tous les êtres sensibles. Avec la lumière, vous guérissez, libérez, apaisez, vous augmentez la sagesse et gagnez en puissance spirituelle positive, et en énergie positive.

Etape 4

Chantez le mantra du Bouddha de Médecine.
TAYATHA OM BEKAZE BEKAZE MAHA BEKAZE RAZA SAMUNG GATE SOHA

Pendant que vous récitez le mantra, concentrez votre esprit de temps en temps sur votre corps ou sur une partie de votre corps, et de temps en temps, concentrez votre esprit sur la lumière. Parfois, pensez au sens.

Etape 5

Tout se dissout dans le vide. Ensuite, à nouveau, tout se manifeste de façon illusoire.

Etape 6

Dédiez votre pratique avec le mantra de dédicace et avec votre esprit.

Ce type de pratique est très proche du yoga des rêves. il est très important d'avoir une bonne visualisation mentale pour réaliser le yoga des rêves.

Signification des rêves

Les rêves selon la typologie

	rLung	mkhris pa	bad kan
Couleur	prédominance bleue par exemple fleurs bleues, habit bleu, maison bleue, ciel bleu, bleu foncé, ou noir (en particulier animaux noirs).	Ces rêves sont jaunes et rouges càd. avec des fleurs jaunes, des herbes, des vêtements, des maisons, etc. de couleur jaune ou rouge.	Les rêves *bad kan* sont blancs. Des vêtements blancs, des fleurs blanches, objets blancs, de la neige, des maisons blanches, etc.
Actions et émotions	Les actions sont souvent en rapport avec l'ascension d'une montagne ou d'un escalier, des déplacements en avion ou voler comme un oiseau. En général, les rêves sont associés à des sensations légères, sentiments légers, qui sont instables, qui changent toujours, par exemple, une personne est en train de parler à quelqu'un quand tout à coup la scène change et la personne est en train de marcher dehors et ça	En général, ces rêves sont forts et clairs. La sensation est habituellement chaude, par exemple un soleil qui brille, un feu qui brûle. La tonalité émotionnelle est plutôt de la colère, de la fierté, càd. les gens '*mkhris pa* se mettent facilement en colère contre les autres et ressentent que leur orgueil est affecté parce que quelqu'un leur a fait quelque chose.	Ces rêves sont stables et forts, avec un sentiment de froid ou d'avoir froid. Dans les rêves *bad kan* une personne peut parler calmement pendant longtemps. Les thèmes sont en rapport avec une vie stable. Les sentiments sont bons, avec des sensations positives. Les gens *bad kan* sont très patients.

	change encore et la personne se retrouve au milieu d'une ville. Les émotions éprouvées dans ces rêves sont instables, nerveux, désireux. Les rêves *rLung* sont des rêves de désir, où l'on souhaite quelque chose de bon, comme de la bonne nourriture, de l'argent ou des objets matériels.		
Environnement	Ces rêves se situent dans des forêts où l'élément vent est présent.	Dans un environnement naturel où le soleil brille, il peut y avoir des éclairs, des lumières brillantes, des étoiles filantes,	Dans le rêve, la personne est dans un environnement naturel, où il y a des oiseaux, des nuages, des montagnes, des ri-

			des feux. Les rêves sont affectés par l'environnement direct, par exemple si vous avez mis une bougie ou que vous dormez près d'un feu, la personne sent qu'elle a chaud et va rêver de feu, ou rêver qu'elle prend un bain de soleil, ou qu'il y a une chaleur forte ou qu'il y a un feu.	vières, des océans, des lacs.
Moment		Le moment de ces rêves est le matin tôt, le soir, et la saison d'été.	Le moment de ces rêves est minuit, la fin d'après midi et la saison d'automne.	Le moment des rêves *bad kan* est la fin de soirée, très tôt le matin, le printemps et le début de l'été.

Liste des symboles par ordre alphabétique

SYMBOLE	EXPRESSION DANS LE REVE	SIGNIFICATION
Action	Agir de façon incontrôlée	Symbole négatif, signification négative
Age	Impression de vieillir ou de tomber malade	Symbole négatif, signification négative
Animaux	Oiseaux et animaux au regard étrange	Symbole négatif, signification positive
Animaux	Chiens, loups, singes, tigres, renards ou tout animal en colère qui attaque	Symbolise la maladie ou un début de maladie. Symbole négatif, signification négative
Arbre	Monter/grimper des escaliers, une montagne, un arbre, un bâtiment propre ou neuf	Bonheur. Symbole positif, signification positive
Arbres	Toutes les espèces de végétaux, tels que arbres, plantes, fleurs, etc…	Symbole d'énergie fraîche et d'un nouveau départ. Symbole positif, signification positive
Arbres	Plantes, herbes, arbres (des)séchés	Symbole négatif, signification négative
Argent	Mendier de l'argent ou de la nourriture	Symbole négatif, signification négative
Armes	Des armes ou des drapeaux à l'intérieur. Indique une énergie de votre maison externe d'opposition qui vient pour vous perturber	Symbole positif, signification négative
Armes	Des armes bien gardées, telles que pistolets (armes à feu) et couteaux (armes blanches)	Symbole de protection Symbole positif, signification positive

Armes	Perdre vos armes ou vos biens	Symbole négatif signification négative
Asticots	N'importe quelle vision	Symbole négatif signification négative
Avion	Voyager en bateau, en vaisseau en avion, ou voler dans le ciel	Symbole positif, signification positive
(vers le) Bas	Descendre d'une montagne, des escaliers ou se déplacer vers le bas	Symbole négatif, signification négative
Bateau	Voyager en bateau, en vaisseau, en avion, ou voler dans le ciel	Symbole positif, signification positive
Bâtiments	Monter/grimper des escaliers, une montagne, un arbre, un bâtiment propre ou neuf	Bonheur Symbole positif, signification positive
Bâtiments	Chuter d'un bâtiment, d'une haute montagne ou de gros rochers	Symbole négatif, signification négative
Bâtiments	Construire des bâtiments et des routes	Symbole positif, signification positive
Bâtiments	N'importe quelle vision	Symbole négatif, signification positive
Bébés /enfants	Vision de bébés et enfants avec une peau sombre/terne et sans un bon lustre	Indicateur négatif de santé, Symbole négatif, signification négative
Bébés/enfants	Vision de bébés et enfants avec une peau claire/brillante et avec un bon lustre	Symbole positif, signification positive
Biens	Perdre vos armes ou vos biens, possessions	Symbole négatif signification négative
Blanc	Vision générale de couleur blanche, fleurs blanches	Symbole positif, signification positive
Boire	Manger une mauvaise nourriture, boire de l'eau sale ou boire un thé souillé	Symbolise la maladie Symbole négatif, signification négative
Boire	Boire un thé noir, de l'huile ou des liquides marrons	Symbole positif, signification négative

Bouddha	Etres réalisés, divinités, Dieu(x) de toute religion	Symbole positif, signification positive
Carrés	Peintures avec des carrés et des cercles	Symbole positif, signification positive
Célébrités	Célébrités, personnes connues (comme des acteurs de cinéma)	Symbole positif, signification positive
Cercle	Peintures avec des carrés et des cercles	Symbole positif, signification positive
Chanter	N'importe quelle vision Symbole relié à la notoriété/célébrité	Symbole positif, signification positive
Chapeaux	Chapeaux en bon état. Indique une position importante dans une fonction officielle	Symbole positif, signification positive
Chapeaux	Perdre son chapeau ou ses chaussures	Symbole négatif, signification négative
Chats	Chats et chiens qui ne sont pas les vôtres, chats au regard étrange. Forte expression de la présence d'êtres perturbés.	Symbole positif, signification négative
Chaussures	Chaussures en bon état, propres ou neuves. Succès dans la vie et au travail	Symbole positif, signification positive
Chevaux	Monter des chevaux, des bovidés ou d'autres espèces d'animaux, dans une direction autre que le Sud	Symbole positif, signification positive
Cheveux	Couper vos cheveux ou vous raser. La connaissance ou le pouvoir naturel décroît	Symbole négatif, signification négative
Cheveux	Vos propres cheveux poussent. La connaissance ou le pouvoir naturel s'accroît	Symbole positif, signification positive
Chiens	Chiens et chats qui ne sont pas les vôtres, chats au regard étrange; Forte expression de la présence d'êtres per-	Symbole positif, signification négative

Cimetière	turbés. Cadavres ou fortes énergies négatives qui attaquent, vampirisent l'énergie ou affaiblissent. Manifestation d'un défunt	Symbole négatif, signification négative
Combattre	Gagner contre une autre personne	Symbole positif, signification positive
Contenants	Contenants pleins dans la cuisine	Symbole positif, signification positive
Contenants	Contenants vides	Symbole négatif, signification négative
Corps	Des défunts mangent, boivent et dansent avec vous, et vous invitent à aller dans un autre lieu. Signifie perte d'énergie et mort	Symbole positif, signification négative
Cristal	Vitre, cristal ou miroirs clairs, propres	Symbole positif, signification positive
Cuisine	Contenants pleins dans la cuisine	Symbole positif, signification positive
Dalai Lama	Saint(e)s, enseignants spirituels, tels que S. S. Dalai Lama	Symbole positif, signification positive
Dent	Dent(s) du haut qui tombe(nt). Décès du côté paternel. Dent(s) du maxillaire inférieur qui tombe(nt), décès du côté maternel.	Symbole négatif, signification négative
Diarrhée	Si une personne fait une pratique de purification, des énergies négatives quittent le corps. Symbole de Purification, telle que Vajrasattva	Symbole négatif, signification positive
Divinités, Dieu	Divinités, êtres réalisés, Dieu(x) de toute religion	Symbole positif, signification positive
Drapeaux	Rêver de son propre drapeau. Symbole de succès	Symbole positif, signification positive
Drapeaux	Des armes ou des drapeaux dans votre maison indiquent qu'il y a une énergie externe d'opposition qui vient pour vous perturber	Symbole positif, signification négative
Eau	Eau sale, souillée. Indique des canaux	Symbole négatif,

	bloqués, un problème physique ou mental (surtout des troubles du système urinaire)	signification négative
Eau	Nager dans l'eau, prendre une douche. Rêve de purification	Symbole positif, signification positive
Eclipse	N'importe quelle vision signifie la mort d'un grand être réalisé	Symbole négatif, signification négative
Enfants	Vision de jeunes enfants vigoureux entre 8 et 12 ans, surtout s'ils sont vêtus de jaune. Accroissement de l'énergie et chance	Symbole positif, signification positive
Enfants	Vision de jeunes enfants vigoureux entre 8 et 12 ans, surtout s'ils sont vêtus de blanc. Représente paix profonde et absence de maladie	Symbole positif, signification positive
Enseignants	Personnes réalisées, saintes, enseignants spirituels	Symbole positif, signification positive
Escaliers	Monter/grimper des escaliers, une montagne, un arbre, un bâtiment propre ou neuf. Bonheur	Symbole positif, signification positive
Escaliers	Descendre d'une montagne, des escaliers ou se déplacer vers le bas	Symbole négatif, signification négative
Est	N'importe quelle vision	Symbole positif, signification positive
Excréments	N'importe quelle vision. Symbole de chance et de prospérité	Symbole négatif, signification positive
Excréments	Si une partie de votre corps est couverte d'excréments	Symbole négatif, signification positive
Excréments	Déféquer. Signe d'élimination	Symbole positif, signification positive
Excrétion	Partie du processus de naissance, uriner, déféquer ou avoir des menstrues. Signe d'élimination	Symbole positif, signification positive
Fenêtre	Avoir des difficultés à sortir d'une maison, d'une fenêtre ou d'une tente	Symbole négatif, signification négative
Feu	Du feu autour du corps	Symbole positif, signification positive
Feu	N'importe quelle vision	Symbole négatif,

		signification positive
Fleurs	Vision particulière de fleurs blanches	Symbole positif, signification positive
Fleurs	Planter des fleurs, fleurs fraîchement coupées. Symbole d'énergie fraîche et de nouveau départ	Symbole positif, signification positive
Forêts	N'importe quelle vision	Symbole positif, signification positive
Fruits	Arbres fruitiers avec des fruits mûrs	Symbole positif, signification positive
Grenouilles	Rivière ou lac avec des grenouilles ou d'autres créatures aquatiques. symbole de pathologies de type lymphatique et articulaire	Symbole positif, signification négative
(vers le) Haut	Monter sur les hauteurs d'une colline, regarder vers le haut. Indique une pratique fructueuse	Symbole positif, signification positive
Inondation	Inondations qui emportent tout, tempêtes avec des vents destructeurs, pluies diluviennes, phénomènes naturels (catastrophes ?)	Symbole négatif, signification positive
Inondations	Orages et inondation avec de l'eau sale	Symbole négatif, signification négative
Insectes	Des animaux, des vers ou des insectes genre cafards rampent sur votre corps. Symbolise la maladie	Symbole négatif, signification négative
Lac	Traverser une rivière ou un lac sans aucun problème. Signe de bonne activité et réussite au travail	Symbole positif, signification positive
Lac	Entrer dans une rivière ou un lac sale	Symbole négatif, signification négative
Larmes	Pleurer dans un rêve, avec de vraies larmes	Symbole négatif, signification positive
Larves	N'importe quelle vision	Symbole négatif, signification négative
Lever de soleil	Lever de soleil, lever du jour. Symbolise lumière et bonheur venant dans votre vie	Symbole négatif, signification positive
Lieu	Lieux étranges, que vous n'avez jamais visité, surtout si vous êtes seul(e). Signifie que vous partez pour votre pro-	Symbole positif, signification négative

	chaine existence.	
Lune	Selon la culture tibétaine c'est la représentation des maîtres, guides et enseignants spirituels.	Symbole positif, signification positive
Lune	Quand le soleil et la lune sont recouverts par les nuages et qu'il n'y aucune luminosité	Symbole négatif, signification négative
Magie, magique	Des pouvoirs magiques sont utilisés sur vous	Symbole négatif, signification négative
Maison	Maisons, tentes délabrées.	Symbole négatif, signification négative
Maison	Avoir des difficultés à sortir d'une maison, d'une fenêtre ou d'une tente	Symbole négatif, signification négative
Maladie	Impression de vieillir ou de tomber malade	Symbole négatif, signification négative
Maladie	Tomber malade	Symbole négatif, signification négative
Mariage	Fête de mariage, Signe de mort	Symbole positif, signification négative
Menstruations	Être en période de menstruations. Signe d'élimination	Symbole positif, signification positive
Miroir	Vitre, cristal ou miroirs clairs, propres	Symbole positif, signification positive
Miroir	Regarder dans le miroir. Indique des obstacles	Symbole positif, signification négative
Montagne	Monter/grimper des escaliers, une montagne, un arbre, un bâtiment propre ou neuf. Bonheur	Symbole positif, signification positive
Montagne	Atteindre le sommet d'une montagne	Symbole positif, signification positive
Montagne	Chuter d'un bâtiment, d'une haute montagne ou de gros rochers	Symbole négatif, signification négative
Montagne	Descendre d'une montagne, des escaliers ou se déplacer vers le bas	Symbole négatif, signification négative
Montures	Monter sans selle des chevaux ou des ânes, le rêveur étant nu. Symbole d'échec au travail ou dans les activités quotidiennes	Symbole négatif, signification négative
Montures	Ânes, chameaux et chevaux Animaux qui symbolisent le Sud et la mort	Symbole négatif, signification négative

Morsure	Morsure d'animaux, les blessures sont non sanglantes. Indication que la personne va devenir gravement malade	Symbole négatif, signification négative
Morsure	Morsures d'animaux, les blessures sont sanglantes. signifie la résolution d'un problème	Symbole négatif, signification positive
Mort	Rêver que vous êtes mort	Symbole négatif, signification positive
Mort	Dans les enseignements tantriques : cadavres, toucher ou porter des cadavres. Représentation des pouvoirs occultes	Symbole négatif, signification positive
Mouches	N'importe quelle vision	Symbole négatif, signification négative
Musique	N'importe quelle vision. Symbole relié à la notoriété, célébrité	Symbole positif, signification positive
Naissance	Donner naissance à un bébé avec une bonne peau et un bon lustre	Symbole positif, signification positive
Neige	Un homme qui rêve de neige. Signe de chance	Symbole positif, signification positive
Neige	Une personne malade qui rêve de neige. Signe de victoire sur la maladie	Symbole positif, signification positive
Neige	Une femme qui rêve de neige. Signe de résolution de problèmes, retour de lucidité, fin de souffrance égotique.	Symbole positif, signification positive
Neige	De la neige avec du vent	Symbole négatif, signification négative
Nettoyage	Nettoyer la maison et sortir les ordures ménagères. Indique des problèmes financiers.	Symbole positif, signification négative
Nord	N'importe quelle vision	Symbole positif, signification positive
Nourriture	Manger une nourriture délicieuse, pleine de vitalité	Symbole positif, signification positive
Nourriture	Mendier de l'argent ou de la nourriture	Symbole négatif, signification négative
Nourriture	Manger une mauvaise nourriture, boire de l'eau sale ou boire un thé souillé	Symbole négatif, signification négative
Nuit	Tomber dans l'obscurité, rêver qu'il fait nuit	Symbole négatif, signification négative

Obscurité	Tomber dans l'obscurité, rêver qu'il fait nuit	Symbole négatif, signification négative
Offrandes	Faire des offrandes	Symbole positif, signification positive
Oiseaux	Oiseaux et animaux au regard étrange	Symbole positif, signification positive
Or	Particulièrement de la poudre d'or. Représentation de mort, difficultés à accomplir une tâche, remplir une mission	Symbole positif, signification négative
Or	Vision pour un pratiquant bouddhiste: la pratique s'améliore	Symbole positif, signification positive
Orage	Orages et inondations avec de l'eau sale	Symbole négatif, signification négative
Ordures	Lieux sales avec des ordures	Symbole négatif, signification négative
Ouest	Dans les enseignements tantriques tels que Yamantaka: les directions Sud et Ouest (spécialement le Sud) signifie Yama seigneur de la mort	Symbole négatif, signification négative
Parasols, ombrelles	N'importe quelle vision indique une longue vie	Symbole positif, signification positive
Parents	Respect de la part de vos parents	Symbole positif, signification positive
Peindre, peintures	Peintures avec des carrés et des cercles	Symbole positif, signification positive
Personnes célèbres	Célébrités, telles que des stars de cinéma	Symbole positif, signification positive
Pierres précieuses	Telles que corail ou turquoise	Symbole positif, signification positive
Plantes	Trouver ou récolter des plantes	Symbole positif, signification positive
Plantes	Plantes, herbes, arbres (des)séchés	Symbole négatif, signification négative
Pluie	Inondations qui emportent tout, tempêtes avec des vents destructeurs, pluies diluviennes, phénomènes naturels (catastrophes ?)	Symbole négatif, signification positive
Poids	Perdre du poids	Symbole négatif, signification négative

Poison	Herbes, plantes et fleurs empoisonnées, toxiques, vénéneuses	Symbole négatif, signification positive
Poisson	Poisson mort Blocage d'énergie, difficultés possibles dans travail/activités	Symbole négatif, signification négative
Poisson	Poisson particulièrement doré ou jaune. Accroissement de chance, puissance ou énergie	Symbole positif, signification positive
Poisson	Un poisson qui mange une personne symbolise une vie qui touche à sa fin	Symbole positif, signification négative
Poisson	Une femme qui rêve qu'elle attrape un poisson indique une grossesse (y compris membres de famille et amis)	Symbole positif, signification positive
Pont	Ponts cassés ou rivières sans pont	Symbole négatif, signification négative
Porte	S'éloigner d'une porte	Symbole négatif, signification négative
Rats et souris	N'importe quelle vision. Symbole de chance	Symbole positif, signification positive
Rivière	Traverser une rivière ou un lac sans aucun problème. Signe de bonne activité et réussite au travail	Symbole positif, signification positive
Rivière	Entrer dans une rivière ou un lac sale	Symbole négatif, signification négative
Rivière	Ponts cassés ou rivières sans pont	Symbole négatif, signification négative
Rocher	Chuter d'un bâtiment, d'une haute montagne ou de gros rochers	Symbole négatif, signification négative
Rouge	Par exemple des fleurs rouges, une robe rouge, etc... Fonction de contrôle, représentation de mort	Symbole positif, signification négative
Routes	Construire des bâtiments et des routes	Symbole négatif, signification positive
Routes	Routes accidentées, cahoteuses, étroites. Signifie que votre énergie positive diminue	Symbole négatif, signification négative
Saint(e)	Personnes réalisées, saintes, enseignants spirituels	Symbole positif, signification positive
(lieu) Sale	Quitter un lieu sale	Symbole négatif, signification positive

Saleté	Avoir un corps très sale ou être dans un environnement sale	Symbole négatif, signification négative
Sang	Menstruations Signe d'élimination	Symbole positif, signification positive
Sang	Si votre corps est maculé de sang ou saigne	Symbole positif, signification positive
Serpents	Des serpents attaquent ou mordent : Indique une maladie articulaire ou dermatologique	Symbole négatif, signification négative
Serpents	Serpents blancs ou argentés. L'énergie blanche, mâle augmente. Symbole lié à laKundalini	Symbole négatif, signification positive
Serpents	Serpents jaunes, nombreux serpents entremêlés comme un nœud: Fort symbole d'argent et de grande chance	Symbole négatif, signification positive
Sexe	Sensation agréable, de plaisir sans perte de semence: transmission spéciale des dakas/dakinis	Symbole positif, signification positive
Sexe	Un homme rêve de sexe avec éjaculation: une énergie féminine négative prend votre énergie	Symbole positif, signification négative
Sexe	Une femme rêve de sexe et est enceinte: énergie négative perturbatrice	Symbole positif, signification négative
Sol	Si une personne tombe et se relève	Symbole positif, signification positive
Soleil	Selon la culture tibétaine: représentation des maîtres, guides et enseignants spirituels	Symbole positif, signification positive
Soleil	N'importe quelle vision. Signe de bonheur	Symbole positif, signification positive
Soleil	Quand le soleil et la lune sont recouverts par les nuages et qu'il n'y aucune luminosité	Symbole négatif, signification négative
Sud	Dans les enseignements tantriques tels que Yamantaka: les directions SUd et Ouest: Yama , seigneur de la mort (spécialement le Sud)	Symbole négatif, signification négative
Tempête	Inondations qui emportent tout, tempêtes avec des vents destructeurs, pluies diluviennes, phénomènes naturels (catastrophes ?)	Symbole négatif, signification positive

Tente	Maisons, tentes délabrées	Symbole négatif, signification négative
Tente	Avoir des difficultés à sortir d'une maison, d'une fenêtre ou d'une tente	Symbole négatif, signification négative
Transport	Voyager en bateau, en vaisseau, en avion, ou voler dans le ciel	Symbole positif, signification positive
Urine	Uriner : Signe d'élimination	Symbole positif, signification positive
Vacances	Partir en vacances: Indique la tristesse ou des problèmes avec l'esprit (psychologie)	Symbole positif, signification négative
Vaches	Monter un bovidé, un cheval ou d'autres espèces d'animaux (dans une direction autre que le Sud)	Symbole positif, signification positive
Vajra	Recevoir un Vajra doré: symbole pour un pratiquant bouddhiste d'une bonne pratique spirituelle et de force (accomplissement)	Symbole positif, signification positive
Vêtements	Trouver des vêtements en bon état, avec de la broderie ou des décorations. Symbole de notoriété	Symbole positif, signification positive
Vêtements	les laver	Symbole positif, signification positive
Vêtements	laids ou misérables	Symbole négatif, signification négative
Viande	Manger de la viande crue : indique des problèmes	Symbole positif, signification négative
Viande	Pour les pratiquants du rituel de Tcheu *(Chöd)*, qui mange de la viande crue qui est fraîche et gorgée de sang: Symbole de bonne pratique	Symbole positif, signification positive
Ville	Lieux propres tels que villes, villages	Symbole positif, signification positive
Vomissement	Si une personne fait une pratique de purification telle que Vajrasattva: symbole de purification	Symbole négatif, signification positive

Exemples de rêves

Fourmis

Alors qu'il me semblait faire un rêve tout à fait normal : je dirigeais une course à Rome, puis je me trouvais dans une ville avec beaucoup de gens et tout à coup j'essayais d'aller à un autre endroit où il y avait une multitude de petites fourmis ce qui rendait l'accès difficile. Finalement, je réussis à atteindre ma destination qui était une autre ville pleine de gens et de grands immeubles. C'était un long rêve mais quand je me suis réveillé, je me rappelais clairement des fourmis. Les fourmis sont symboles de difficultés avec les autres. Je pensais que j'allais avoir des problèmes avec une autre personne ce jour-là et j'ai fait attention pour éviter les conflits potentiels. A la fin de la journée, j'ai eu un problème mineur avec quelqu'un. Le symbole qui se reflétait dans ce rêve était la présence de ces fourmis, pourtant il occupait une petite place dans ce long rêve et ce qui m'est arrivé dans la journée qui a suivi était aussi un petit problème qui a été réglé facilement. Se focaliser sur un symbole et accentuer son importance augmenteront également son influence.

Fièvre

Une nuit, j'ai rêvé que je faisais un feu avec des morceaux de bois et j'avais très chaud. Quand je me suis réveillé, j'ai pensé que cela pouvait être un bon symbole puisque les rêves avec le feu et le bois sont habituellement positifs. Mais après deux ou trois heures j'ai commencé à me sentir un peu mal, et j'ai eu mal à la tête. Progressivement, mon mal de tête est devenu de plus en plus fort et j'ai commencé à sentir la fièvre monter et je me suis rappelé de mon rêve. Alors j'ai pensé que mon énergie *mKhrispa* était en déséquilibre et je me suis lavé la tête à l'eau froide. Immédiatement, je me suis senti mieux. La relation entre l'état de mon énergie et le rêve était évidente et juste.

Poisson

1. Un de mes amis d'université m'a raconté son rêve : il était en train de pêcher et il attrapait un poisson. Cet ami m'a demandé la signification de ce rêve. Je lui ai dit que peut être une personne de son entourage allait être enceinte, peut être une de ses amies ou sa petite amie. Un mois plus tard, il vint me dire que sa petite amie était enceinte. C'est seulement un exemple, mais j'ai vérifié plu-

sieurs fois quand une personne rêve qu'elle est en train de pêcher, c'est un symbole précis de naissance ou de renaissance.
2. Une personne m'a raconté son rêve où elle voyait un poisson mort qui était pourri et sentait très fort. Cet homme avait des problèmes de santé et son rêve était directement lié à son état de santé. Les animaux tels que les poissons, les serpents, et les reptiles sont assimilés aux poissons et leur symbolique, quand ils apparaissent dans l'eau. Ils sont tous très flexibles et se déplacent facilement : c'est un symbole de circulation d'énergie
3. En Italie, une dame m'a interrogé sur un symbole qui apparaissait souvent dans ses rêves : elle entrait dans les profondeurs de l'océan et nageait comme un poisson ; elle pouvait voir toutes sortes d'animaux aquatiques. Je pensais que c'était peut-être un rêve karmique lié au fait qu'elle aurait pu être un poisson dans une vie passé. Mais je ne lui ai pas expliqué cela car je pensais qu'elle se fâcherait. Pourtant, il est tout à fait possible de rêver de ses existences passées.

Fortune (chance/argent)

Un jour, une personne m'a demandé de lui expliquer un rêve très clair qu'il avait fait : il avait rêvé d'un rat blanc dans sa chambre qui était pourchassé par un chat. Il était très heureux parce qu'il avait réussi à empêcher le chat d'attraper le rat. Dans le rêve, ce rat et ce chat lui semblaient très réels. Je lui ai expliqué que le rat était un signe de fortune/bonne fortune et d'argent. Quelques semaines plus tard, il s'est avéré qu'il avait gagné beaucoup d'argent au jeu. J'ai lu un autre texte qui disait qu'une personne qui rêve qu'un chat attrape une souris est une indication de très bonne chance (fortune). Dans le Bouddhisme tibétain, il y a des rituels tantriques qui apportent la bonne fortune et si, après avoir assisté à un tel rituel ou puja, le participant voit une souris ou un rat mort ce jour-là, c'est la bonne fortune assurée ! Dans l'art Bouddhique, il y a beaucoup de déités liées à la fortune comme Zhambala et Namsya. Dans leurs mains, elles tiennent un animal qui ressemble à un rat et cet animal vomit des joyaux, des pierres précieuses. Peut être qu'on ne devrait pas tuer les souris dans nos maisons mais plutôt les garder pour attirer la fortune !

Problèmes de foie

1. Un de mes patients qui avait une très bonne vue a commencé à rêver de façon récurrente qu'elle ne pouvait plus voir correctement, que tout devenait trouble et embrumé, puis sa vision se détériorait au point de devenir complètement trouble. Mon diagnostic était qu'elle avait un problème de *rLung* dans le foie

et je lui ai donné des pilules pour ce problème qui s'est amélioré progressivement jusqu'à ce qu'elle retrouve une vision claire dans ses rêves.
2. Un autre patient avait un problème de foie dû à un problème d'alcool. En médecine tibétaine, on traite selon les saisons, au fur et à mesure que les éléments augmentent ou diminuent. Pendant la période où la fonction du foie était accentuée, le patient était aveugle dans ses rêves. Il n'y avait aucune lumière ou il rêvait que c'était la nuit ou bien qu'il essayait de faire quelque chose dans le noir. Même quand il rêvait que c'était le jour, il ne voyait pas clairement. C'était inhabituel parce que pendant la saison où le foie était en suractivité, il rêvait qu'il était aveugle et pendant la saison où le foie était moins actif, ses rêves devenaient plus clairs. C'est un exemple de comment les saisons et les éléments influencent les fonctions de nos organes et la forme de nos rêves.

Lune

A Lhassa, j'ai fait le rêve qu'il faisait nuit et qu'il y avait une pleine lune très brillante et je pensais: « Oh quelle belle lune » quand tout à coup, un nuage noir a recouvert la lune et tout est devenu noir. Quand je me suis réveillé, j'ai pensé que c'était un rêve très négatif, peut-être qu'il était arrivé quelque chose à un de mes maîtres. Lorsque je suis retourné chez moi six mois plus tard, j'ai appris qu'un célèbre Maître Terton du nom de Alag Tergan était parti à peu près au même moment que mon rêve.

Rêve prophétique

Une fille a rêvé qu'elle avait des relations sexuelles avec un homme. C'était très bon. Elle s'est réveillée en pleine action et elle a vu que c'était le matin. Mais comme elle était vierge, c'était la première fois qu'elle éprouvait les sensations d'une relation sexuelle. Quelques semaines plus tard, l'homme qu'elle avait vu en rêve a aussi rêvé qu'il avait une relation sexuelle avec elle. Il a eu ce rêve très tôt le matin. Et ce jour là, effectivement, ils eurent une relation sexuelle imprévue.

Serpents

1. Une dame m'a interrogé sur la signification d'un de ses rêves où elle voyait une lampe et à l'intérieur de la lampe, il y avait beaucoup d'animaux qui semblaient être des serpents et des poissons. Dans ce rêve, c'est une autre personne qui lui donnait cette lampe à tenir. Selon ce que j'avais appris, c'était un très bon signe qui annonçait qu'elle allait recevoir de l'argent, beaucoup d'argent. Elle m'a dit que c'était peut-être vrai, mais elle n'avait pas beaucoup d'argent ni de moyens de gagner de l'argent. Quelques mois plus tard, cette

femme revint me voir et me dit qu'elle était très heureuse : ce symbole était correct, elle venait juste de gagner beaucoup d'argent.
2. Beaucoup de patients me disent qu'ils rêvent de serpents et souvent, si on cherche un peu, cela révèle des conflits profonds avec d'autres personnes. C'est un symbole qui identifie précisément ce genre d'émotions.
3. Un de mes amis rêve souvent de serpents : au début, je pensais que ces rêves étaient reliés aux Nagas ou à ce type de désordre. Mais plus tard, j'ai découvert qu'il avait de sérieux problèmes avec sa petite amie, et qu'ils éprouvaient tous les deux des sentiments très négatifs l'un envers l'autre. En fait, ils se haïssaient au point que sa copine disait qu'elle voulait le tuer. J'ai demandé à mon ami comment ces serpents évoluaient dans son rêve. Alors il m'a décrit qu'habituellement, il est en train de marcher, et la pensée qu'il y a peut-être des serpents tout autour survient, suite à cette pensée, il devient très tendu. Puis, les serpents apparaissent et cela le terrorise même si les serpents ne l'attaquent pas. Parfois, dans ses rêves, il est en train de porter une valise remplie de serpents et il est incapable de bouger ou de fuir. Il ressent les serpents partout autour de lui. Souvent, les serpents essayent de l'attaquer et parfois ils sont passifs. Mais dans tous les cas, l'homme est effrayé. Je lui ai demandé s'il avait peur de sa petite amie et il m'a dit oui ! Alors je lui ai demandé si la peur qu'il éprouvait face à sa petite amie était la même que la peur qu'il ressentait dans ses rêves. Il me confia que même quand il se sentait bien avec sa petite amie il n'arrivait pas à être profondément amoureux d'elle parce qu'il y avait toujours un sentiment étrange de peur, exactement le même que dans ses rêves. Alors je lui ai dit que le serpent dans son rêve était sa petite amie et je lui ai expliqué que le serpent n'était pas une manifestation de sa petite amie mais une manifestation de sa colère et de sa haine envers lui. Alors je lui ai conseillé d'être gentil avec sa petite amie, de l'aider à se détendre, ce qu'il a réussi à faire. Petit à petit sa petite amie est redevenue heureuse, sa colère a diminué. Les rêves de serpents se sont atténués, mais à chaque fois que la petite amie est en colère contre lui, ils reviennent accompagnés du même sentiment de peur.

Dent

J'ai rêvé que mes dents du bas tombaient. Ce rêve a commencé à 7h du matin et dans le rêve j'essayais de remettre mes dents avec ma langue, mais l'une d'elles tombait complètement. Le rêve était tellement clair que je me suis réveillé et je croyais avoir perdu une dent. Mais toutes mes dents étaient bien là ! Un mois plus tard, j'ai eu le même rêve, c'était un rêve très clair et je me suis dit que quelque chose était arrivé à un membre de ma famille du côté de ma mère, car les deux rêves concernaient les dents du bas. Finalement 6 ou 8 mois plus tard, mon oncle du côté de ma mère est décédé. Mais j'étais encore inquiet car dans mon rêve je perdais 2 dents. Et un mois plus tard, un autre membre de ma famille du côté de ma mère est mort.

Mauvaise position pour dormir

Un de mes amis, moine Bouddhiste avait des mauvais rêves presque toutes les nuits. Il rêvait de symboles de mort et qu'il était dans des situations dangereuses. Je connaissais bien ce moine et je savais que c'était un très bon pratiquant et je me demandais pourquoi il faisait ces rêves. Je lui ai demandé dans quelle position il dormait. Il m'a dit qu'il dormait sur le dos, avec les chevilles croisées. Je lui ai conseillé de changer sa position, ce qu'il a fait et ses cauchemars ont cessé tout de suite.

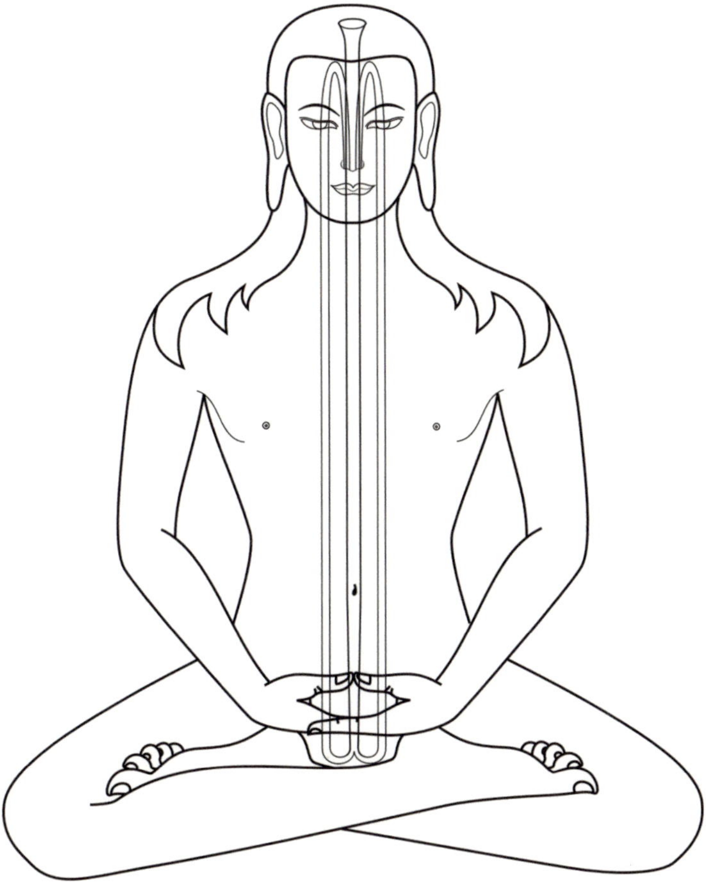

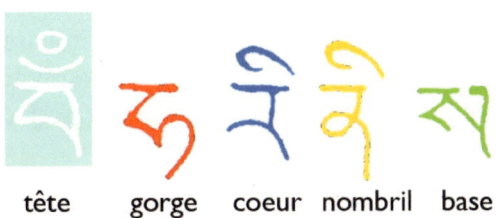

tête   gorge   coeur   nombril   base

L'Auteur

Le Dr Nida Chenagtsang est né dans l'Amdo au Tibet. Intéressé par la médecine traditionnelle de son peuple, Dr Nida a commencé sa formation médicale à l'hôpital local de Médecine Traditionnelle Tibétaine. Plus tard, grâce à sa bourse d'étude, il entra à l'Université Médicale Tibétaine de Lhassa et compléta sa formation médicale en 1996. Le Dr Nida a réalisé sa formation pratique à l'hôpital de Médecine Traditionnelle Tibétaine de Lhassa (Lhassa Men Tse Khang) et de Lhoka.

Le Dr Nida a publié de nombreux articles et plusieurs livres sur la Médecine Traditionnelle Tibétaine, dont notamment un livre sur le massage traditionnel tibétain Ku Nye (en tibétain) qui a été largement diffusé et très apprécié pour sa précision et son pouvoir pédagogique. Beaucoup d'étudiants tibétains se sont formés grâce à ce livre. Dr Nida a étudié en profondeur les anciens textes médicaux tibétains, notamment en revisitant les thérapies externes, ce qui lui a valu d'être reconnu dans le champ de la Médecine Tibétaine à la fois en Orient et en Occident. Le Dr Nida est le directeur de l'Académie Internationale pour la Médecine Traditionnelle Tibétaine (IATTM) et il est cofondateur de l'Institut International Ngak-Mang (NMI) créé pour préserver et maintenir la culture Ngakpa Rebkong dans la société tibétaine moderne.

Les enseignements du Dr Nida sont largement connues en Asie, en Europe, en Russie, aux Etats Unis et en Australie, où il a formé des étudiants à la Médecine Traditionnelle Tibétaine, au massage Ku Nye, à la Mantra Thérapie, la diététique et le style de vie, l'analyse des rêves, le Sa Che (géomancie), aussi bien que sur le processus de la vie et de la mort en accord avec la médecine tibétaine. Détenteur de la tradition du Yuthok Nyingthig, il a été autorisé et encouragé par ses maîtres à transmettre le Yuthok Nyingthig en Occident. Toutes ses activités, séminaires et conférences sont organisés par SKI (www.sorig.net) et ses nombreuses antennes locales.

Maîtrisant parfaitement l'anglais, le Dr Nida est un pédagogue chevronné qui sait enseigner les subtilités des modèles traditionnels aux Occidentaux. Il s'est spécialisé dans l'étude des rêves de ses patients et dans sa propre pratique du Yoga des rêves.

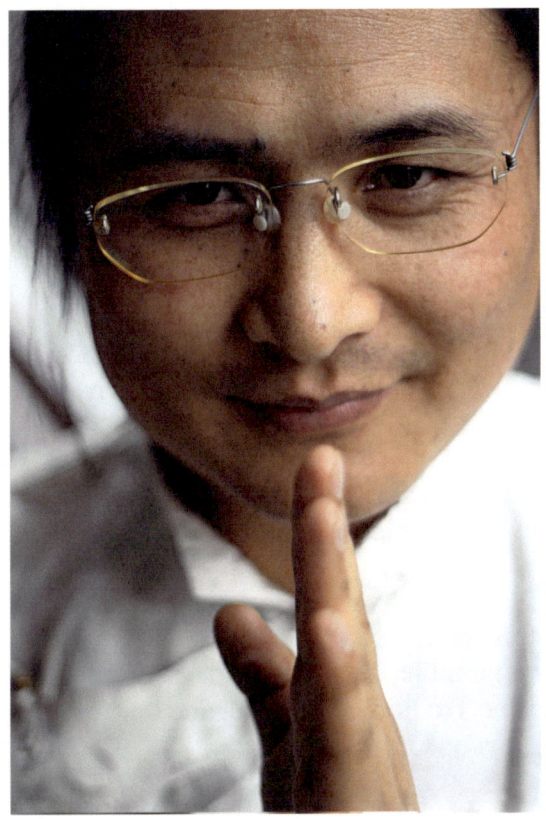

L'Académie Internationale de Médecine Traditionnelle Tibétaine (IATTM) a été fondée en 2006 afin d'assurer l'intégrité et l'authenticité de la transmission de la Médecine Traditionnelle Tibétaine et de favoriser la continuité de sa pratique. En 2017, IATTM est devenue une fondation basée en Allemagne: SKI (Sorig Khang International).

La Médecine Traditionnelle Tibétaine (Sowa Rigpa, en tibétain) est un système holistique, répondant aux besoins de l'individu dans son ensemble - le corps, l'énergie, l'esprit et la spiritualité – d'une manière intégrative. Cela inclut aussi bien l'environnement interne de l'individu que ses interactions avec son environnement extérieur.

Le but sincère de la fondation SKI et de ses branches à travers le monde, est de conserver l'esprit de la Médecine Traditionnelle Tibétaine vivant et en adéquation avec le monde moderne.

En pratique très proche de nous, la Médecine Traditionnelle Tibétaine est très utile à tous, surtout dans le contexte économique et social d'aujourd'hui.

L'objectif de Sorig Khang Interntaional est d'offrir des cours et des formations de la plus haute qualité possible et de fournir des informations exactes et actualisées sur la Médecine Traditionnelle Tibétaine telle qu'elle est couramment pratiquée en Orient et en Occident.

Les activités de SORIG KHANG INTERNATIONAL : **www.sorig.net**

- Conférences et séminaires de sensibilisation à la Médecine Traditionnelle Tibétaine (MTT).

- Traduction et édition des textes anciens de Sowa Rigpa du tibétain vers les langues européennes. **www.skypress.org**

- Formation et cours spécialisés sur la Médecine Traditionnelle Tibétaine, le massage, la psychologie et les sciences de la guérison-- **www.sorigkhang.fr**

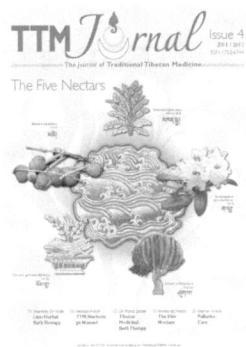

- Publication du 'Journal de Médecine Traditionnelle Tibétaine' (en anglais), journal académique sur la Médecine Traditionnelle Tibétaine et sa pratique actuelle.

- Organisation du **congrès international** annuel sur la Médecine Tibétaine depuis 2012 : par deux fois à Innsbruck (Autriche) et **en 2014 au Népal, à Khatmandou** -- **www.sorigcongress.org**

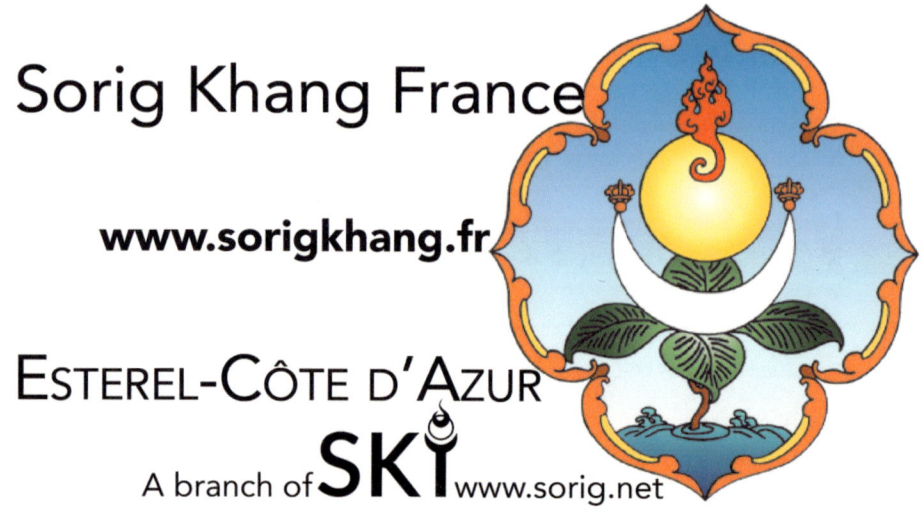

Sorig Khang France

www.sorigkhang.fr

ESTEREL-CÔTE D'AZUR

A branch of SKI www.sorig.net

ISBN : 9782322031184

Médecine Tibétaine Traditionnelle - A MTT

Pour suivre Dr Nida Chenagtsang (en anglais): www.sorig.net

Pour plus d'information sur la médecine tibétaine en France :
www.sorigkhang.fr

Edité et publié en France par Sorig Khang France

Puisse ce livre être bénéfique à tous les êtres sensibles !

france@sorig.net